Unser Verein dankt allen, die bei der Erarbeitung der Publikation mitgewirkt haben, besonders jedoch Frau Ellen Franz für die Anfertigung der Fotos.

Die Autorin sowie der Herausgeber übernehmen keine Haftung für Schäden jedweder Art, die direkt oder indirekt bei der Anwendung der in dieser Broschüre vorgestellten Behandlungsmöglichkeiten entstehen können.



Titelfoto: E. Franz

# URKUNDE

## Heilpflanze des Jahres 2005

# LEIN

## (Linum usitatissimum)

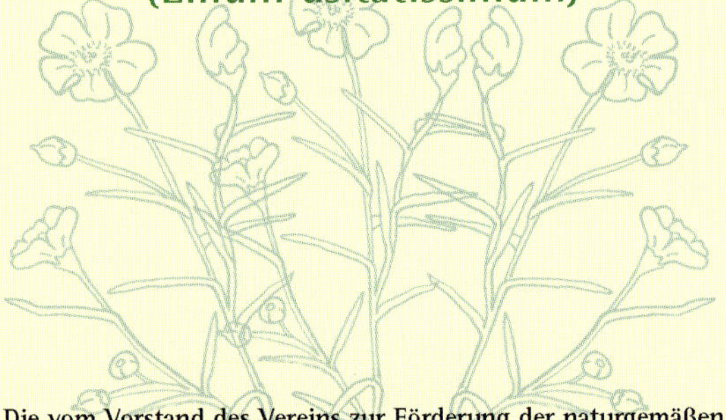

Die vom Vorstand des Vereins zur Förderung der naturgemäßen Heilweise nach Theophrastus Bombastus von Hohenheim, gen. Paracelsus e.V. berufene Jury hat für die Vereinstätigkeit einstimmig den Lein zur „Heilpflanze des Jahres 2005" gekürt.

Christina Schäfer
Vorsitzende der Jury

NHV
Theophrastus

Konrad Jungnickel
1. Vorsitzender des Vereins

Verein zur Förderung
der naturgemäßen Heilweise nach
Theophrastus Bombastus von
Hohenheim, gen. Paracelsus e.V.
Sitz München

München, den 6. September 2004
Geschäftsstelle: Bocksdornstraße 19 · 80935 München

# Editorial

Liebe Leserinnen, liebe Leser,

es ist mir eine Freude, Ihnen schon fast traditionell im Auftrag unserer Jury den Lein als die Heilpflanze des Jahres 2005 vorstellen zu können.
Als Heilpraktikerin habe ich fast täglich mit Menschen zu tun, die unter Verstopfung leiden. Neben der Änderung von Lebens- und Essgewohnheiten empfehle ich diesen auch gern die Einnahme von gequetschten Leinsamen in Verbindung mit viel Flüssigkeit. Durch diese natürliche und milde Anregung der Darmtätigkeit ist es möglich, die Leinsamen über längere Zeit einzunehmen, auch ohne die negative Nebenwirkung der Gewöhnung.
Außerdem kann diese Naturarznei sogar zum Genuss werden, wenn die gequetschten Samen mit Honig, Früchten oder Joghurt vermengt gegessen werden.
Als wirklich volksnahe Pflanze gehörte der Lein für viele Menschen gerade in den Nachkriegsjahren zur gesunden Nahrung, in Form von Leinöl mit Zucker und Brot oder mit Quark und Pellkartoffeln.
Wenn Sie aufmerksam durch die Natur gehen, werden Sie entdecken, dass der Lein heute auch gelegentlich zur Feldabgrenzung in schmalen Streifen angebaut wird und mit seiner zarten blauen Blüte den Spaziergänger immer wieder fasziniert.
Ich wünsche Ihnen, dass Sie viel Interessantes in dieser Broschüre über den nützlichen Lein und seine Vielseitigkeit finden.

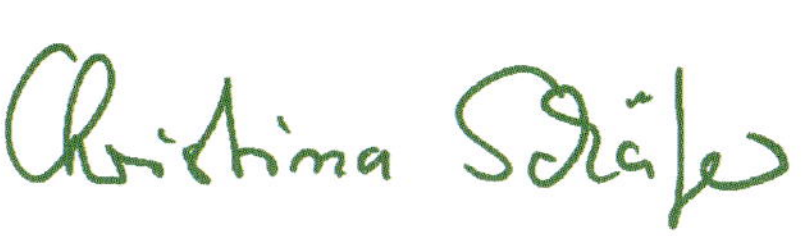


Ihre Christina Schäfer
Vorsitzende der Jury

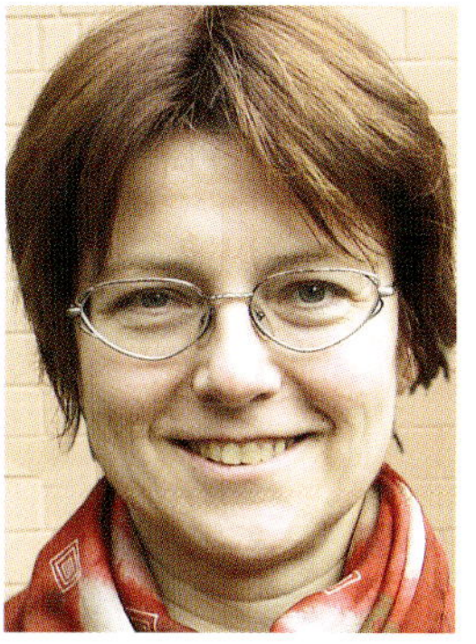

Klein wie Kümmel,
blau wie Himmel,
grün wie Gras;
rat, was ist das?

(Westfälischer Kinderspruch)

*Aufblühende Leinknospe*

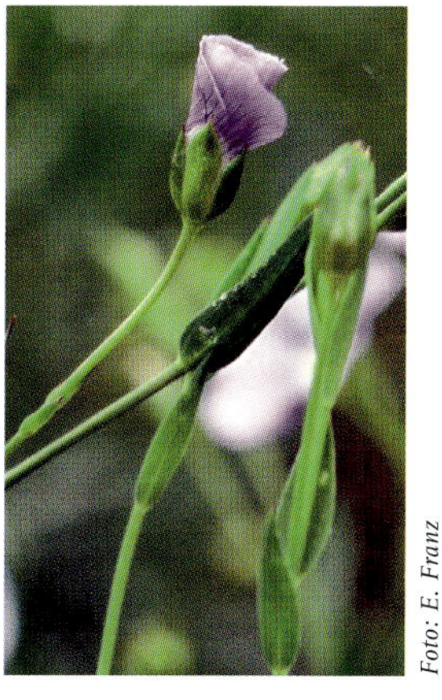

*Foto: E. Franz*

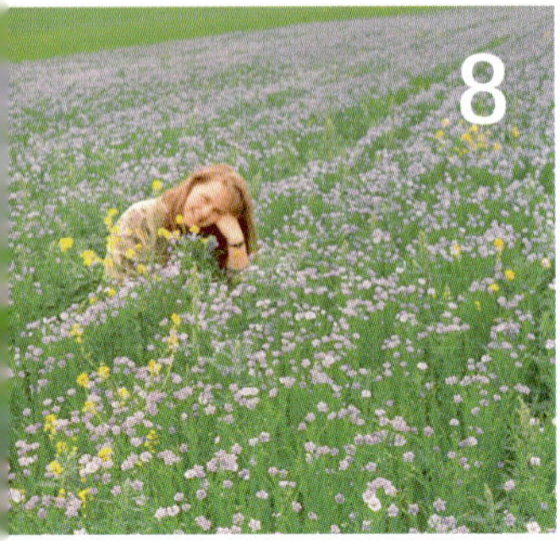
8



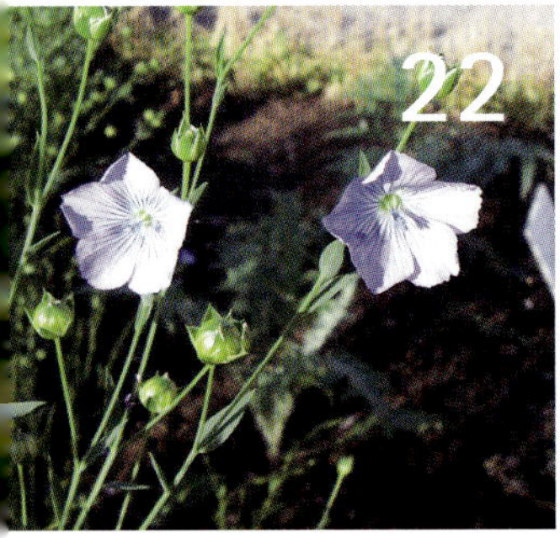
22



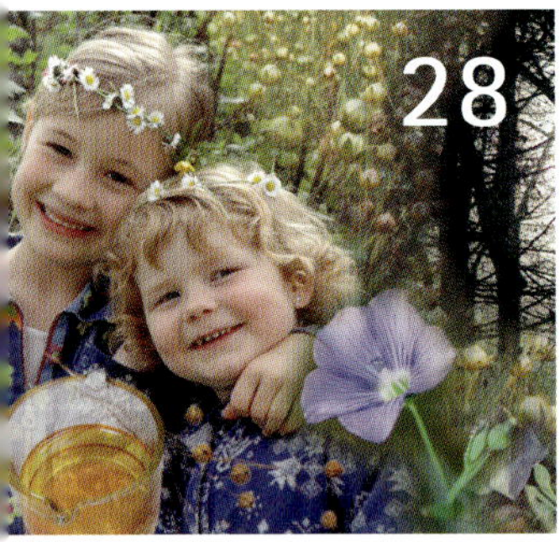
28

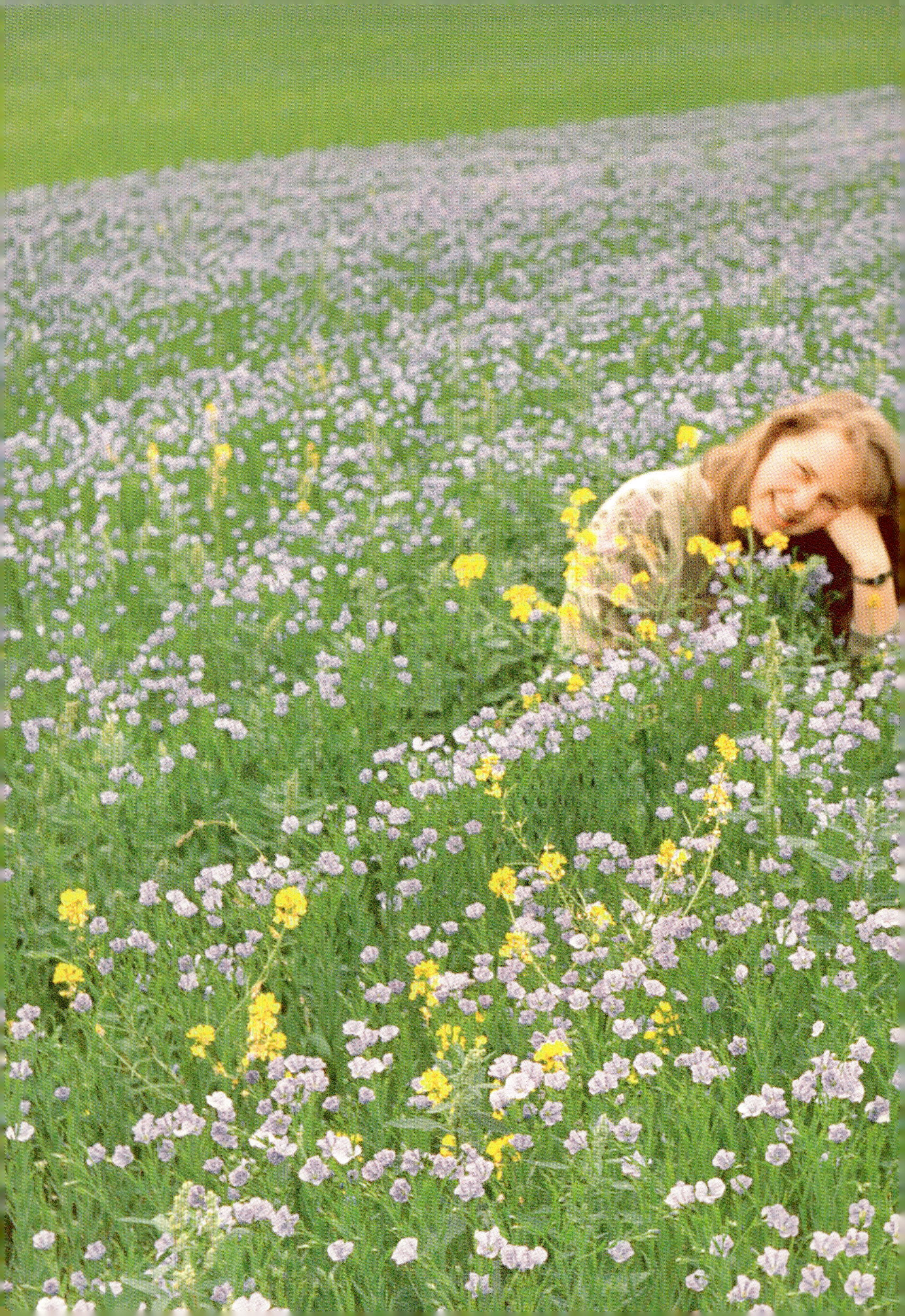

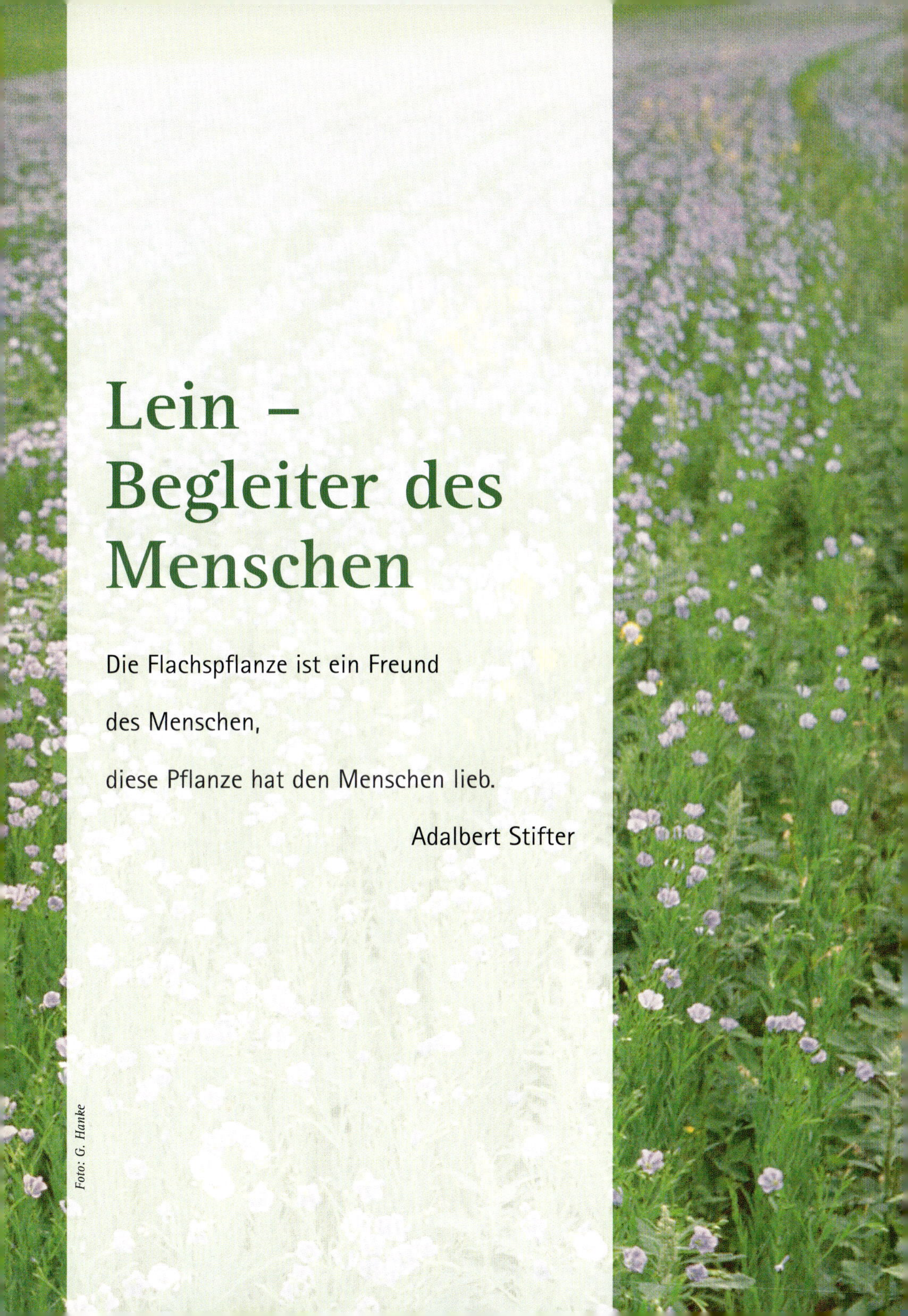

Foto: G. Hanke

# Lein – Begleiter des Menschen

Die Flachspflanze ist ein Freund

des Menschen,

diese Pflanze hat den Menschen lieb.

Adalbert Stifter

## Lein – Vielfalt, die begeistert

»Der Flachs blühte. Er hatte schöne, blaue Blumen, die so zart wie die Flügel einer Motte und noch viel feiner sind! – Die Sonne beschien den Flachs, und die Regenwolken begossen ihn, und das tat ihm ebenso wohl, wie es kleinen Kindern tut, wenn sie gewaschen werden und dann einen Kuss von der Mutter bekommen, sie werden ja viel schöner davon, und das wurde der Flachs auch.« (aus Hans Christian Andersen »Der Flachs«)

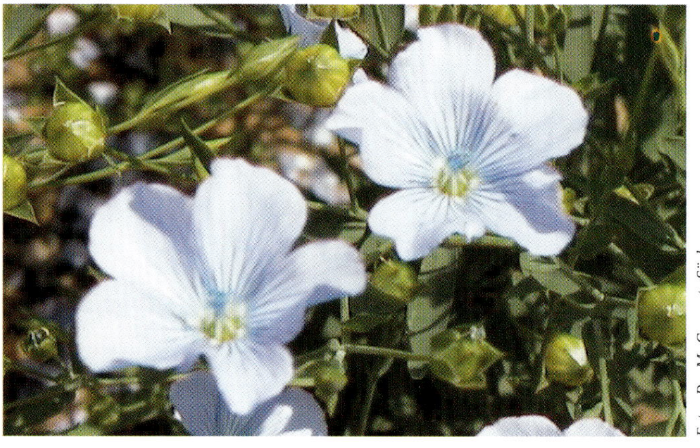

*Foto: Dr. M. Grunert, Sächs. Landesanstalt für Landwirtschaft, leipzig*

Die unscheinbare Leinpflanze mit ihren zarten Blüten begleitet den Menschen schon seit Jahrtausenden. Es ranken sich Märchen, Geschichten und Lieder um den »äußerst nützlichen Lein«, wie der lateinische Name sinngemäß übersetzt lautet. Der Lein berührt uns in seiner Zartheit und erinnert uns durch seine Verwendung an unsere Vorfahren und damit auch an unsere eigene Vergangenheit.

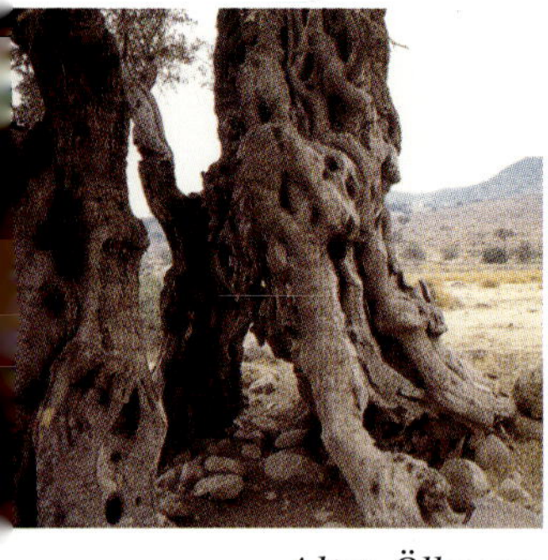

*Alter Ölbaum.*

So wie der Ölbaum ein Symbol des Friedens ist und eine Beziehung zum Himmel in sich trägt, so symbolisiert die Leinpflanze das irdische Tätigsein, die tägliche Mühsal. Waren doch unsere Vorfahren das gesamte Jahr über mit »tausend Händen« beschäftigt, Leinenstoffe und

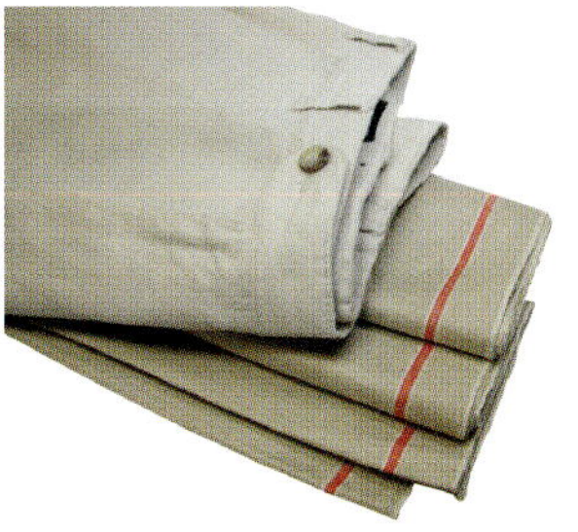

*Leinenstoffe für Kleidung und Haushalt.*

damit Kleidung und Wäsche herzustellen. Von der groben Leinwand über das feine Linnen bis zu den Brüsseler Spitzen reichte die Palette.

Die gesamte Pflanze ist nützlich. Sie bietet die Fasern für die Leinenherstellung. Die Samen enthalten Öl, Schleimstoffe und Eiweiße. Sie stellen sowohl ein Nahrungs-, Heil- als auch Futtermittel dar. Und sie liefern das in verschiedenen Regionen sehr beliebte Leinöl, welches bereits früher ein wichtiger Bestandteil der Nahrung der einfachen Leute war. Das Leinöl ist reich an ungesättigten Fettsäuren, welche lebenswichtige Funktionen erhalten und damit viele verschiedene Beschwerden positiv beeinflussen können.

Weitere Anwendungen des Leinöls im technischen Bereich sind das Linoleum, Leinölfarben und –firnis.

Übrigens sei darauf hingewiesen, dass im korrekten Sprachgebrauch »Lein« als Pflanze in ihrer Gesamtheit gemeint ist, während »Flachs« nur die Faseranteile bezeichnet, welche zur Leinenherstellung benötigt werden. So steht bei der Bezeichnung »Flachsanbau« meist die Nutzung der Faser im Vordergrund. Jedoch wird diese Trennung sowohl im alltäglichen Sprachgebrauch als auch in dieser Broschüre nie ganz eingehalten, oft bezeichnet auch »Flachs« die ganze Pflanze.

*Leinkapseln und Leinöl.*

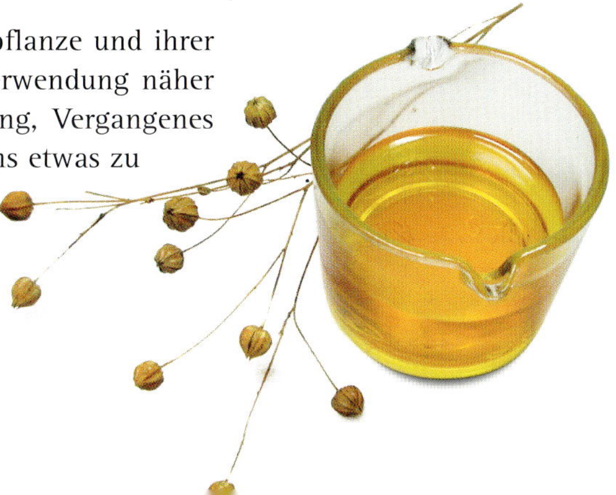

Dieses Büchlein soll uns der Leinpflanze und ihrer vielseitigen, nicht nur medizinischen, Verwendung näher bringen. Wir stehen in der Verantwortung, Vergangenes zu bewahren. Auch heute hat der Lein uns etwas zu geben, er tritt langsam wieder mehr in unser Bewusstsein. Und er begleitet uns weiter in die Zukunft hinein.

## Nebelleinen und Fitzfädelbrei – Zur Geschichte des Leins

## Altertum

### Vorderasien

Leinenstoffe sind die ältesten textilen Funde und werden seit 6000 Jahren von Menschen genutzt.

Die Leinfaser ist die wahrscheinlich älteste Pflanzenfaser der Welt und begleitet seit 6000 Jahren die Menschen. Leinenstoffe sind die ältesten textilen Funde. Durch die Entwicklung von Ackerbau und Viehzucht und der damit verbundenen Sesshaftigkeit erfolgte eine Erfindung nach der anderen: die Töpferei, das Spinnen und Weben, Rad und Wagen, Pflug und Metallguss. So lässt sich bis in vorbiblische Zeit die Nutzung von Lein in den Ländern des Nahen Ostens, vom Toten Meer über Syrien bis zur Türkei, Griechenland und Iran zurückverfolgen. Die wilde Urform Linum bienne kommt sogar heute noch in Israel vor. Das legt nahe, dass der Lein aus dieser Region stammt.

### Sumerisches Reich im Zweistromland

In den Hochkulturen des vorderasiatischen Raumes fand der Lein Verwendung als Faserlieferant, wie zahlreiche Funde von Samenresten belegen. Insbesondere die Sumerer bauten den Lein an und erwarben sich ein großes Wissen über die Nutzung dieser vielfältigen Pflanze.

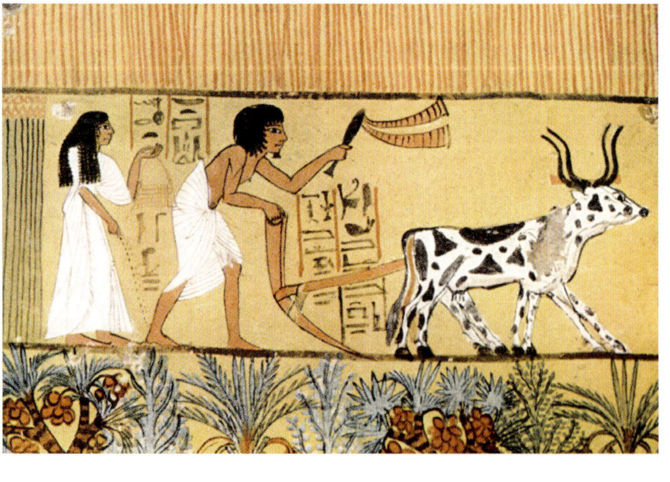

*Pflügendes und säendes ägyptisches Paar. (Grab des Sennudjem -19. Dynastie)*

## Ägyptisches Reich

Die guten klimatischen Bedingungen sowie der fruchtbare Boden führten in Ägypten zu einer hochentwickelten Leinenkultur. Dort fand Leinen für Kleidung, Segel sowie zu kultischen Zwecken Verwendung. Besonders zur Einbalsamierung der Toten wurden viele Leinenbinden benötigt. Verschiedene Webarten passten den Leinenstoff an den jeweiligen Verwendungszweck an. Besonders feine und durchsichtige Gewänder, das »Nebelleinen« oder das »gewebte Mondlicht«, machten das ägyptische Leinen so begehrt und berühmt.

Ägyptisches Leinen war wegen seiner Feinheit berühmt. Es wurde sogar als »gewebtes Mondlicht« bezeichnet.

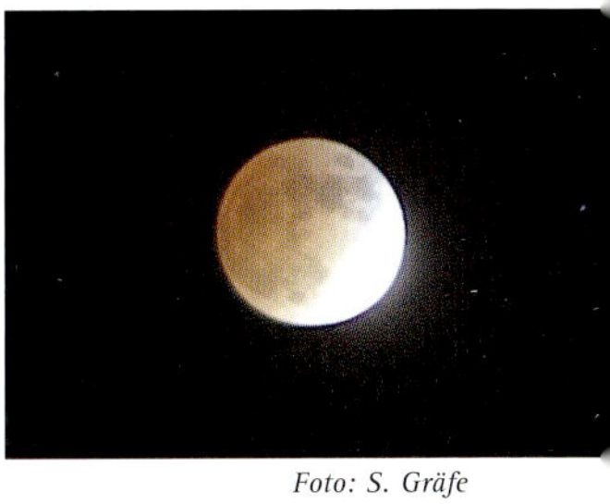

*Foto: S. Gräfe*

## Hochkulturen des Mittelmeerraumes

Über die Phönizier verbreitete sich das ägyptische Leinen im Mittelmeerraum. Aber auch mit Leinsamen wurde Handel getrieben.

Die Juden trugen leinene Gewänder beim Besuch des Tempels. In der Bibel findet der Lein sowohl im Alten als auch im Neuen Testament Erwähnung (2. Mose 9,31 und Joh. 19,40).

Aber auch die Griechen nutzten Leinenkleidung zu besonderen Anlässen. Sie entwickelte sich nach und nach zur Luxustracht neben der wollenen Alltagskleidung. Die Athener »rüsteten« sich mit starkem Leinen, welches mit Leinöl getränkt, an Luft gehärtet und als Panzer verarbeitet wurde. Diese »Rüstungen« lösten die vorherigen Erzpanzer wegen der besseren Beweglichkeit ab. Sogar Schüsseln und Eimer wurden so hergestellt. Aber auch medizinisch fand der Lein Verwendung. So empfahl der griechische Arzt Hippokrates bei »Hüftgicht« mit rohem Leinenflachs ein wenig über die schmerzende Stelle zu »brennen«. Dieses »Brennen« könnte vielleicht mit dem chinesischen »Moxen« vergleichbar sein. Dabei werden kleine Kegel aus Beifußkraut über bestimmten Schmerz- oder Akupunkturpunkten verbrannt, was zu einer Schmerzlinderung führt.

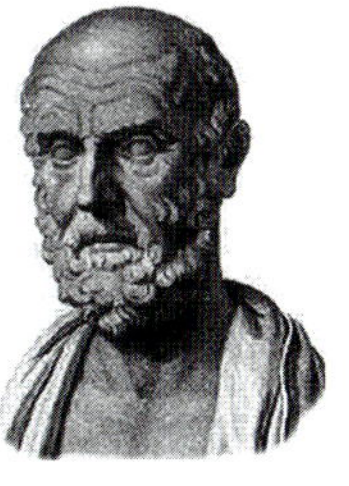

*Hippokrates (460 - 377 v. Chr.) empfahl rohes Leinstroh zur äußerlichen Anwendung bei Hüftgicht.*

### Römisches Reich und germanische Stämme

Über die Römer fand der Leinanbau bei den germanischen und keltischen Volksstämmen Eingang. Das lateinische Wort »linum« = Flachs entwickelte sich zum althochdeutschen Wort »lin« = Lein. Die Bedeutung des Flachses stieg über den Alltagsbedarf hinaus und so diente dieser auch als Tauschmittel zwischen den germanischen und westslawischen Völkern. Zeitweilig ersetzte der Lein Gold als Währung.

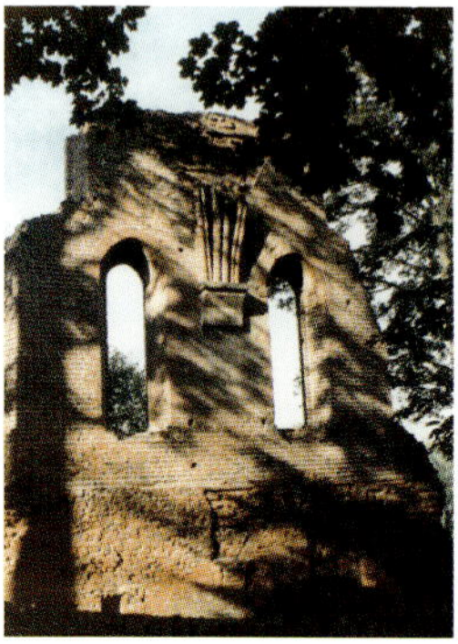

Foto: W. Lauterbach

*Ruine des Klosters Altzella, das 1162 von Zisterziensermönchen gegründet wurde.*

## Mittelalter in Europa

### Frankenreich

Karl der Große förderte den Flachsanbau, welchen neben den Bauern allmählich mehr und mehr die Klöster übernahmen. Es bildeten sich Zentren der Flachsverarbeitung, wie z.B. um Regensburg oder Augsburg, am Niederrhein und in Schlesien sowie den »niederen Landen«, nämlich Flandern.

Die Bauern der Klosterdörfer entrichteten ihre Spanndienste (kirchlicher Frohndienst) für die Mönche in Altzella mittels Feldarbeit, Lebensmittel- und Leinenherstellung.

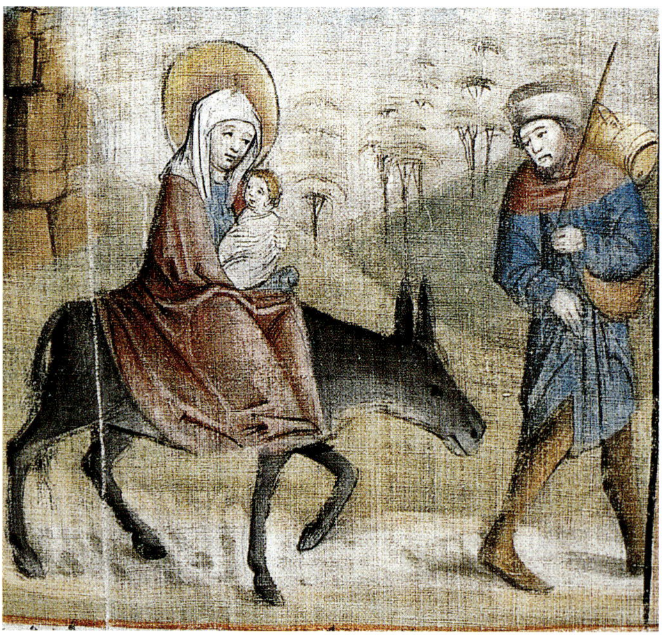

Foto: Abegg-Stiftung, Christoph von Virág ©Museum Kirche zum Heiligen Kreuz

*Großes Zittauer Fastentuch (1472) Bild VII/2, Maria flieht auf dem Maultier nach Ägypten.*

### Renaissance

In der Kunst lösten mit Beginn der Renaissance textile Bilduntergründe die bis dahin verwendeten Holztafeln ab. Die Leinwand wurde mit einem dünnen Leim grundiert und mit Temperafarben bemalt. So entstanden neben Gemälden auch bemalte Wandbehänge, Prozessionsfahnen und die sogenannten Hungertücher, welche in Fastenzeiten den Altar verhüllten.

Mit der Leinendamastweberei entwickelte sich das Leinen zum Luxusartikel der Fürstenhäuser, die damit ihren Reichtum zur Schau stellen konnten.

Der Spruch »Die Leineweber nehmen keinen Lehrling an, der nicht sechs Monate fasten kann.« macht die Armut dieser Zunft deutlich.

## Neuzeit

### Industrielle Revolution in Deutschland

In der Epoche der Industrialisierung ist der Begriff »Leineweberei« mit viel Not verbunden. Die Handweberei entwickelte sich über den Eigenbedarf und Abgaben hinaus zum Gewerbe. Anfänglich luden die Hausweber ihre Leinwandballen auf Schubkarren und zogen damit hausierend übers Land oder verkauften die Ware auf Märkten. Hieraus entwickelten sich Verleger, die den Verkauf der Leinenstoffe organisierten. Nach einem Aufschwung für viele neue Gewerbe wie Hausweber, Verleger, Fuhrleute und Maurer wuchs die Ausbeutung und Verelendung der Weberfamilien.

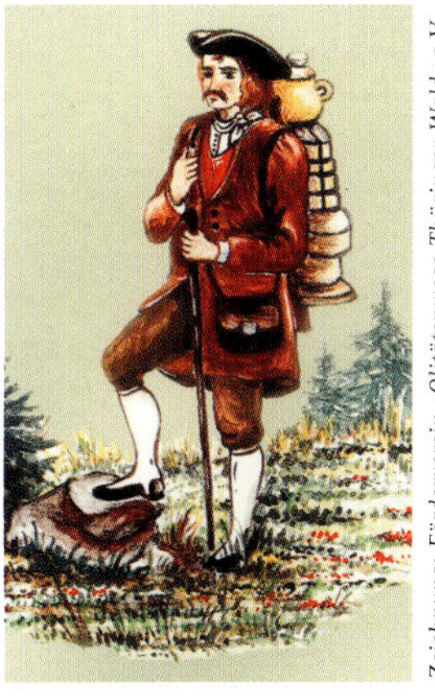

Zeichnung: Förderverein »Olitätenwege Thüringer Wald« e.V.

*Buckelapotheker im Thüringer Wald.*

Der bei der Flachsverarbeitung anfallende Leinsamen wurde zum einen wieder als Saatgut verwendet und andererseits zu Öl verpresst. Ölmühlen entstanden und die hauswirtschaftliche und technische Nutzung des Leinöles wuchs. Schon Mitte des 17. Jahrhunderts vertrieben die Buckelapotheker des Thüringer Waldes sowohl Leinöl als auch die ölfreien Pressrückstände, den Leinkuchen, als Genuss- und Universalmittel gegen Husten, Rheuma, Magen- und Darmbeschwerden und gegen Brandwunden. Der teuerste Thüringer Balsam bestand aus Leinöl,

Schwefelblüte, Wachholder und Fichtennadelöl sowie aus geringen Dosen Anis, Fenchel und Kümmelöl.
In bäuerlichen Haushalten wurden Leinsamen als einfaches Hausmittel gegen vielerlei Beschwerden von Mensch und Tier verwendet. Auch zahlreiche Leinölgerichte erfanden die Hausfrauen meist aus der täglichen Not heraus, da Leinöl äußerst nahrhaft, sättigend und wohlschmeckend ist. So sind noch heute Pellkartoffeln mit Quark und Leinöl, Leinöl-Buttermilchgetzen oder Fitzfädelbrei bekannt und beliebt.
Leinöl und trockene Holzspäne wurden auch z.B. in Wörishofen zur Beleuchtung benutzt.

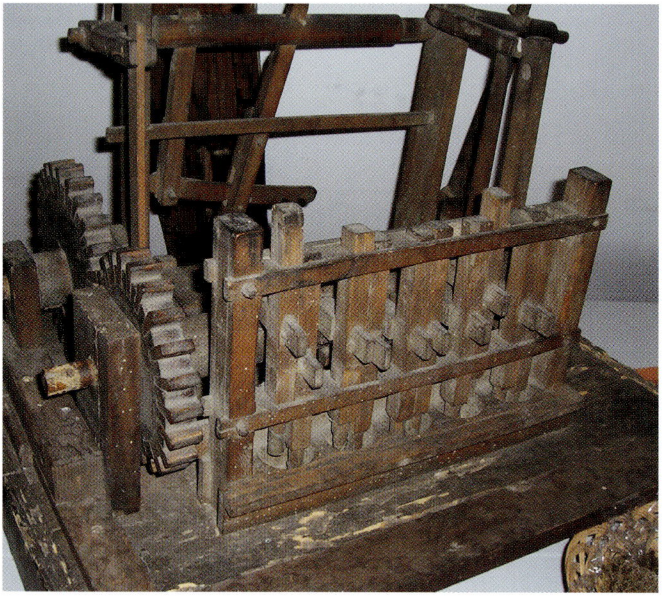

*Modell der historischen Ölpresse der Ölmühle Willy Weises Erben in Oberbobritzsch.*

## Deutschland im 19. und 20. Jahrhundert

Mit der Entwicklung der amerikanischen Baumwollspinnereien gingen Flachsanbau und -verarbeitung drastisch zurück. Die Bauern verlegten sich vom unrentablen Flachs- auf den Kartoffelanbau und auch die kleinen Webmanufakturen konnten mit den großen Industriebetrieben nicht mehr Schritt halten.

Nicht nur in Schlesien wuchs die Armut und Ausbeutung der Heimarbeiter. Die Angst vor den neuen maschinellen Webstühlen und damit ihre Existenzangst und Zorn trieb die schlesischen Weber 1844 zu einer spontanen Hungerrevolte. Diese ging als »Schlesischer Weberaufstand« in die Geschichte ein und wurde von preußischen Truppen blutig niedergeschlagen.

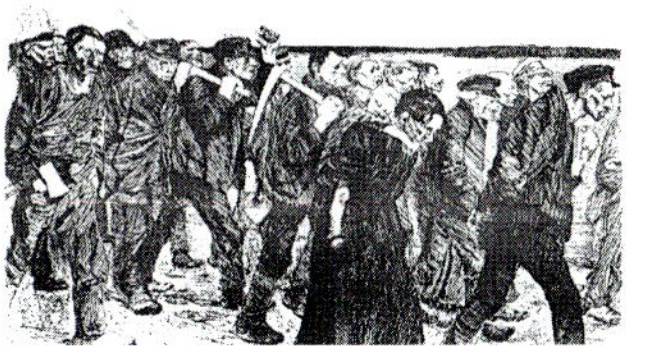

*»Weberzug«*
*Käthe Kollwitz*
*Blatt 4 des Zyklus*
*»Ein Weberaufstand«*
*Radierung.*

## Gegenwart

Seit dem zweiten Weltkrieg spielen der Flachsanbau und die Leinölverarbeitung in Deutschland nur eine geringe Rolle. Mit dem neuen Jahrtausend entwickelt sich ein leichter Aufwärtstrend. Leinenstoffe kommen langsam wieder in Mode und die Bedenken gegen Knitterfalten werden fallen gelassen.
Aber auch das Leinöl gelangt wegen seiner positiven gesundheitlichen Wirkungen wieder mehr ins Bewusstsein.

### Prof. Dr. Fritz-Gerald Schröder, Hochschule für Technik und Wirtschaft, Dresden

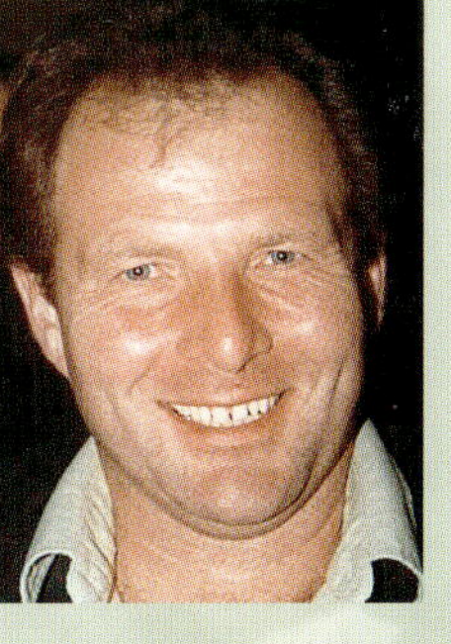

»Der Lein gehört zu den ältesten Kulturpflanzen der Welt. Die botanische Bezeichnung usitatissimum, auf Deutsch »äußerst nützlich«, deutet auf die vielfältigen Nutzungsmöglichkeiten als Faser- und Ölpflanze hin. Volksnamen sind auch Flachs, Dreschlein, Klenglein oder Haarlinsen. Er besitzt eine große ökologische Anbaubreite und wird weltweit angebaut. Obwohl der Bedarf an Lein und die Möglichkeiten der Verwendung zunehmen, ist der Anbau in Deutschland seit 1999 aus agrarpolitischen und damit auch wirtschaftlichen Gründen stark rückläufig. Wir sollten uns aber der Bedeutung des Leins bewusst werden und den Anbau fördern, sonst verlieren wir ein Stück unserer Kulturlandschaft.«

## »Knurre, Rädchen, schnurre...« – Sprache, Brauchtum, Mythologie

Des Menschen Geist
erschafft
durch Hände
Fleiß und Kraft
aus Flachs vom
grünen Hain
den blühend
weißen Lein.

(Gebräuchlicher Spruch im Wäscheschrank als Ausdruck des Stolzes der Hausfrau)

Durch die Jahrtausende währende Zweckgemeinschaft »Mensch und Lein« ranken sich viele Märchen, Lieder, Traditionen, Redewendungen und auch religiöse Vorstellungen um dieses Thema.

Im alten Ägypten galt das leinene Gewand als Symbol für Reinheit und Licht. Isis, die oberste Göttin, war auch die Schutzherrin des Leins. Das zeigt, welche Bedeutung dem Lein zugemessen wurde, denn Mythen und Sagen sind immer ein Spiegel der Wirklichkeit. Wie Isis in Ägypten war auch bei den Germanen die oberste Göttin, Freya, Göttin des Flachses. Ihr Haar schimmerte flachsblond und sie trug eine Flachsspindel in der Hand. Sie konnte den fleißigen Mädchen den Flachs auf der Spindel vergolden, faulen dagegen wurde der Rocken mit Schmutz beworfen. Andere Namen für Freya waren Hauda oder Holda, und als Frau Holle fand sie Eingang in unsere Märchen.
Bekannte Spinnerinnen der Mythologie und der Märchen sind Ariadne und Minerva sowie Dornröschen oder die schöne Bauerstochter aus Rumpelstilzchen.

*Im Märchen vom Dornröschen sticht sich die Königstochter an einer Spindel und fällt samt ihrem Hofstaat in einen 100-jährigen Schlaf.*

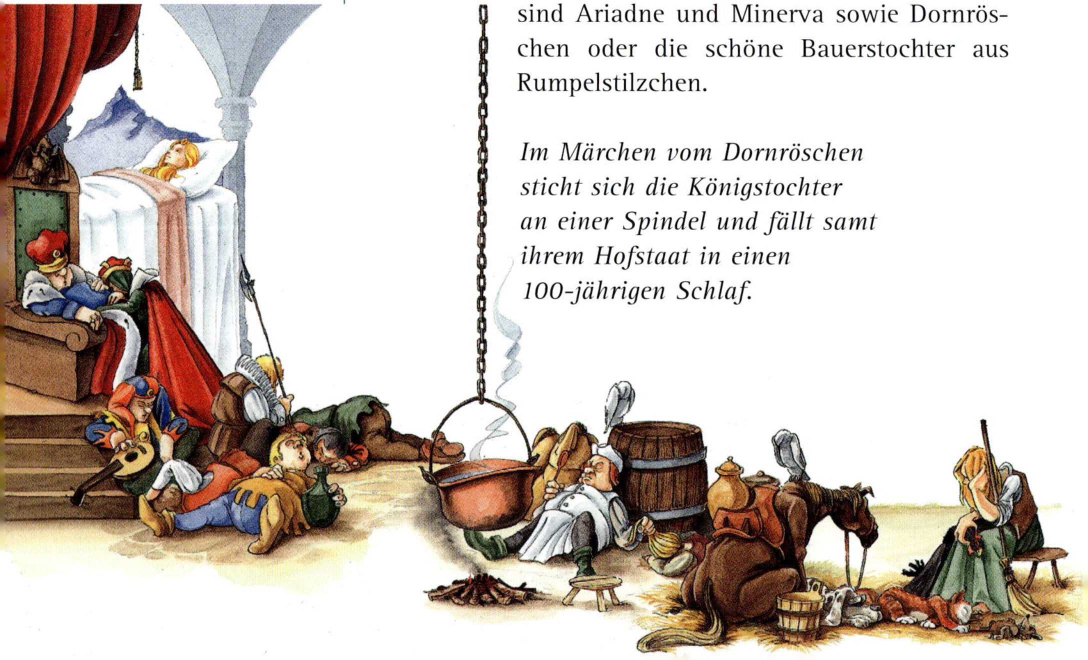

Durch den klösterlichen Leinanbau fand die Leinpflanze Eingang in die christliche Symbolik. Wie die unansehnlichen, langen Stängel durch langwierige, harte Behandlung höchste Reinheit erlangen, so wird die menschliche Seele durch Schicksal und Buße geläutert. Das mittelalterliche Büßerkleid musste deshalb aus Leinen gefertigt sein. Aber auch das Totenhemd, also das Hemd, in dem der sündige Mensch vor seinen Richter tritt, war aus Leinen gefertigt.

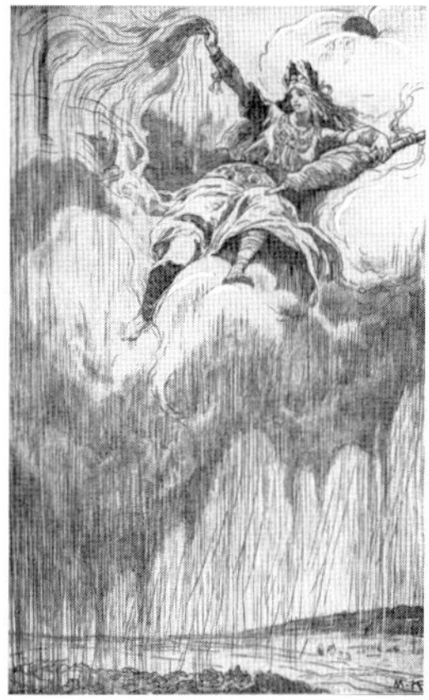

*Die germanische Göttin Freya bevorzugte den Flachs und verlieh ihm zum Wachsen und Gedeihen warmen Regen und Sonnenschein.*

Auf dem Lande trafen sich zur Winterszeit Jung und Alt in den Spinnstuben, um bei der Arbeit die langen Winterabende in geselliger Runde zu verkürzen.
Häufig gab es Frauen, die mit Sitten, Traditionen und Mythen bestens vertraut waren. Neben Märchen und Sagen rankten sich die Erzählungen auch um die Nornen, die Schicksalsgöttinnen der germanischen Mythologie.

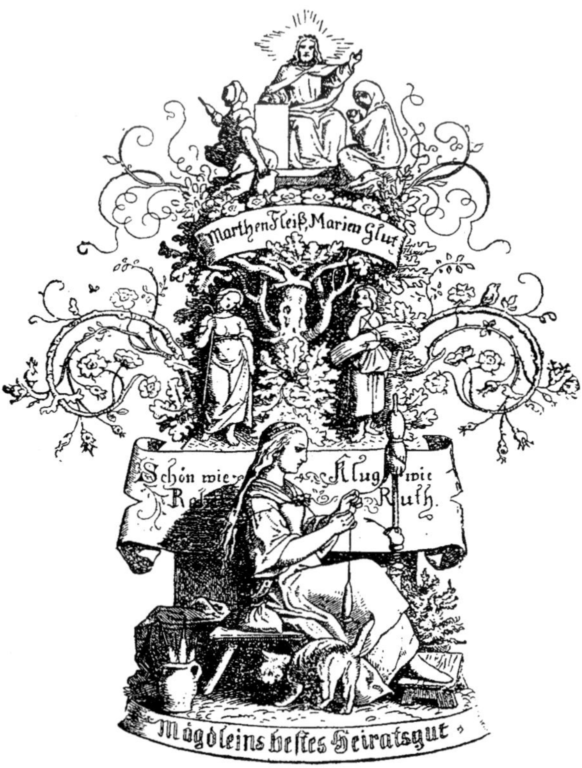
Marthen Fleiß, Marien Glut
Schön wie
Klug wie Ruth.
Mägdleins bestes Heiratsgut

*»Die Spinnerinnen« von Ludwig Richter.*

*Die germanischen Schicksalsgöttinnen Verdandi, Skuld und Urd am Nornenbrunnen.*

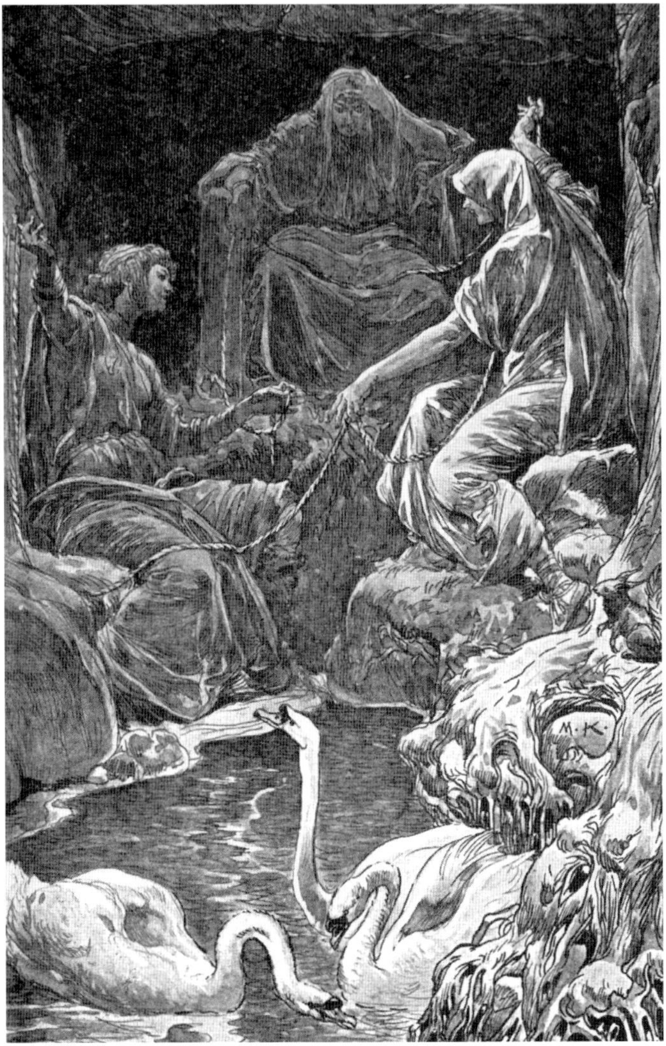

In der griechischen Mythologie fertigen die 3 Parzen einen leinenen Lebensfaden an, der die Lebensdauer eines jeden Sterblichen darstellt.

Denn diese spannen an einem Brunnen am Fuße des Weltenbaumes das Schicksal der Menschen. Dabei verkörpert Verdandi die Norne der Fügung, Skuld die Norne der Vergeltung und Urd, die lichteste, ist die gütige Norne der Gnade. Alle drei spinnen ihren Faden in das Seil des Schicksals, das sich demnach aus Fügung, Vergeltung und Gnade zusammensetzt.

Durch die Flachsverarbeitung fanden auch verschiedene Redewendungen Eingang in den Sprachgebrauch. Einige Beispiele seien hier angeführt:

**»Ins Blaue fahren...«** – eine Fahrt aufs Land zur Zeit der Flachsblüte, um die Schönheit der sich im Sommerwind wiegenden blauen Felder zu sehen,

**»Haare wie Flachs«** - hellblond,

**»Jemanden durchhecheln«** – meint jemanden genau und meistens die schlechten Eigenschaften beschreiben, also klatschen,

**»Es geht wie am Schnürchen«** – bezieht sich auf das Spinnen ohne Abreißen des Flachsfadens,

**»Blau machen«** – ist auf das Färben der Leinenstoffe zurückzuführen; die mit Färberdistelsud gekochten Stoffe mussten in die Sonne gehängt werden, um den Farbumschlag ins Blau zu erreichen, währenddessen ruhte die Arbeit am Leinen,

**»Gut betucht sein«** – bedeutet viele Leinenballen im Schrank, eine gute Mitgift und damit gute Heiratschancen zu haben.

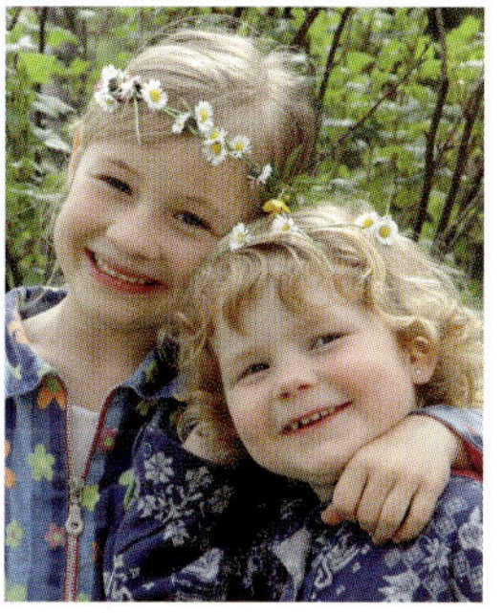

*Flachsblond bedeutet hellblond.*

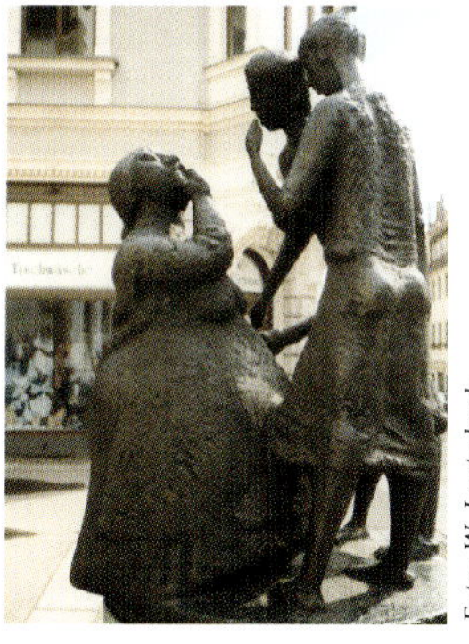

Foto: W. Lauterbach

*Der Klatschweiberbrunnen von G. Kohl in Freiberg.*

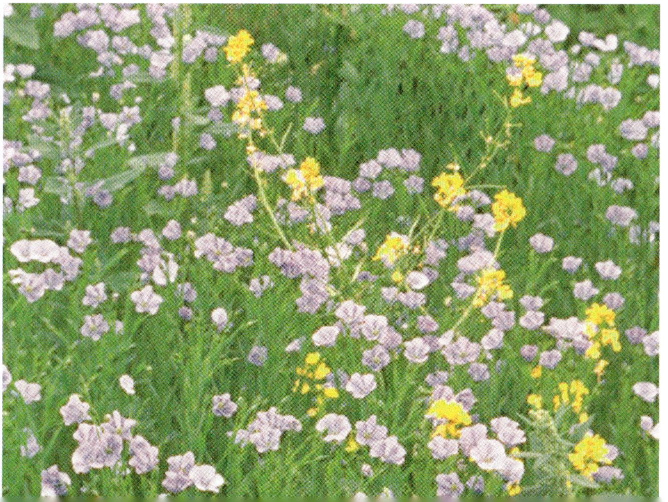

Foto: G. Hanke

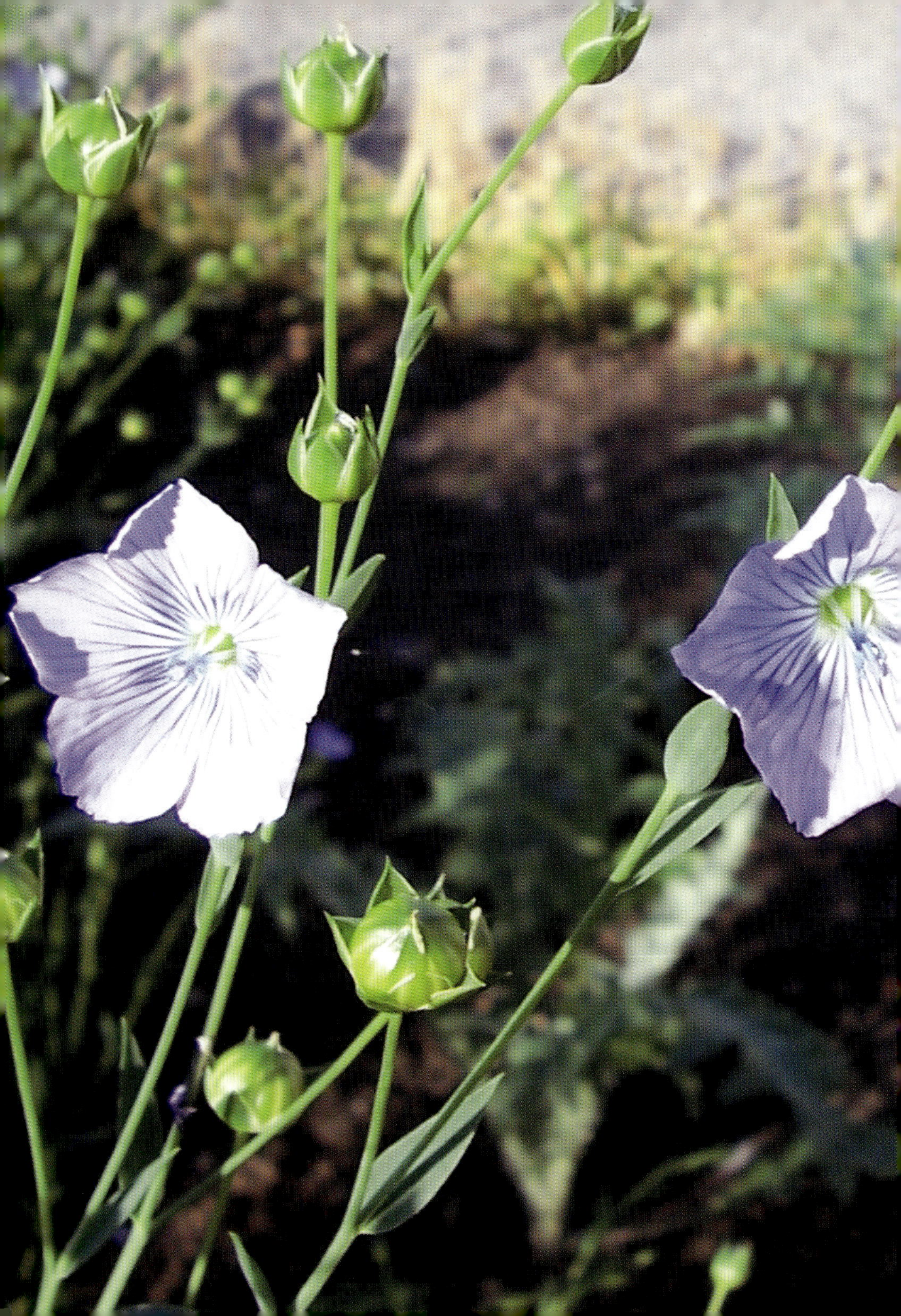

# Blühendes Leinfeld – Blaues Wunder

Auf dem Felde stehe ich,

mit dem Winde wehe ich,

mein Kleid wird grün, dann blau;

wenn ich verdorrt bin,

trägt mich Mann und Frau.

Westfälischer Flachsspruch

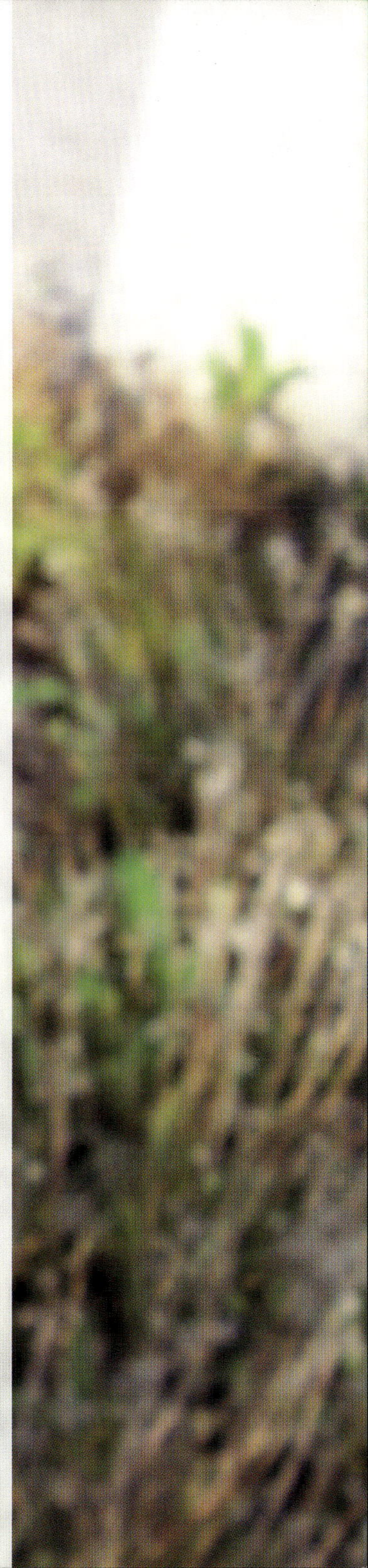

## Linum usitatissimum – Ein Steckbrief

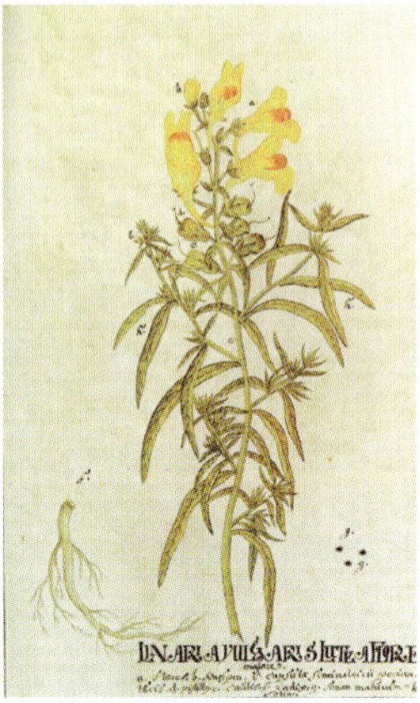

*Linaria vulgaris - Das gemeine* **Leinkraut** *gehört nicht zur Familie der Leingewächse.*

Die formenreiche Gattung »Linum« gehört zur Familie der Leingewächse (Linaceae). Durch Auslese sind Ölleine mit geschlossen bleibender Kapsel, Faserleine und Ölfaserleine entstanden. Nicht zu verwechseln ist der »Echte Lein« mit dem »Gemeinen Leinkraut« (Linaria vulgaris), welches im Volksmund mit »Frauenflachs« bezeichnet wird.

Linum usitatissimum wird entweder als Faserpflanze (Faserlein) zur Gewinnung von Flachs oder als Ölpflanze (Öllein) zur Samengewinnung angebaut. Sie unterscheiden sich in Faserleistung bzw. Ölausbeute beträchtlich. Natürlich gibt es auch sogenannte Kombinations- bzw. Kreuzungsleine (Ölfaserleine), die je nach Zuchtrichtung beide Qualitäten in sich vereinen.

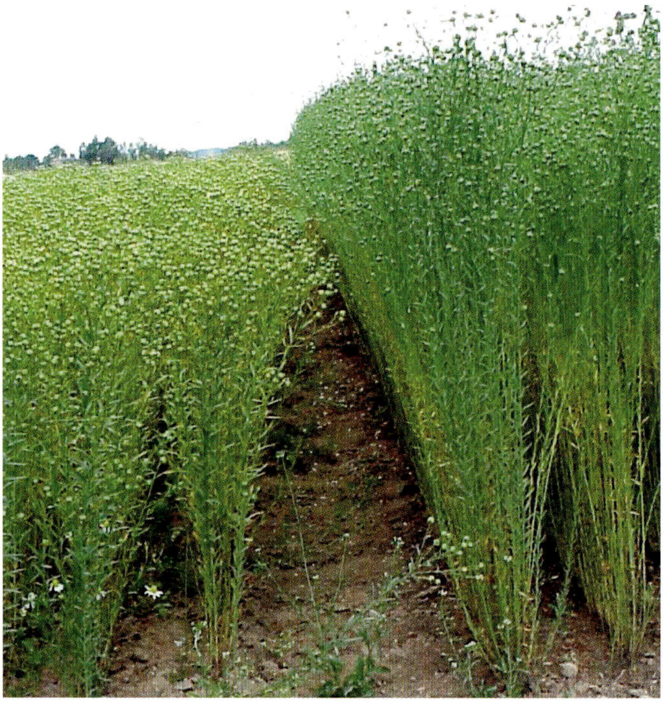

*Öllein und Faserlein unterscheiden sich wegen der unterschiedlichen Nutzung in der Stängelhöhe beträchtlich.*

*Foto: Dr. M. Grunert, Sächs. Landesanstalt für Landwirtschaft, leipzig*

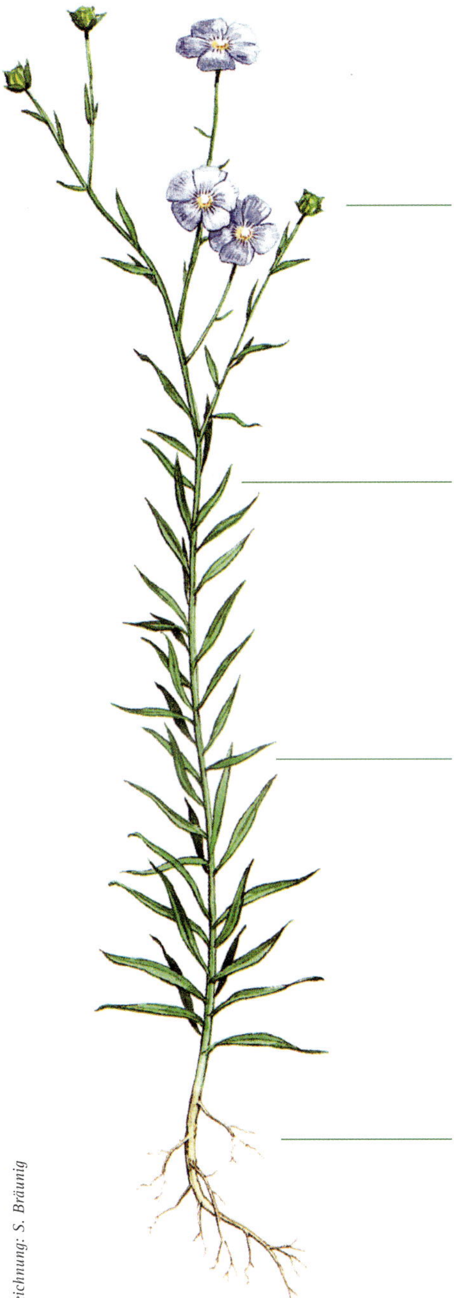

Zeichnung: S. Bräunig

*Lein ist eine einjährige Pflanze.*

*Die Blüte weist fünf vorwiegend blaue, selten weiße bis rosafarbene Kronblätter auf. Die Staubgefäße und der Griffel sind blaugefärbt. Die Blüten vereinigen sich zu einer lockeren Trugdolde. Die Blühdauer der einzelnen Blüte beträgt nur wenige Stunden.*

*Die kleinen, schmal – lanzettlichen, wechselständigen Blätter sind ungestielt und kahl von dunkelgrüner bis hellgrüner Farbe.*

*Der je nach Sorte von 40 cm (Öllein) bis 90 cm (Faserlein) lange Stängel ist nur im oberen Teil verästelt. Der Stängel enthält in der Rinde die Flachsfaser in verschiedener Güte.*

*Die Leinpflanze verfügt über eine dünne, weiße, wenig verzweigte Pfahlwurzel mit geringem Tiefgang.*

*Die 8 bis 10 Samen je Blüte bilden sich in einer rundlichen, fünffächrigen Kapsel. Der eiförmig zugespitzte, flache, bräunlich glänzende Samen ist ca. 4 – 6 mm lang und enthält bei voller Ausreifung in der Außenschicht Schleimzellen. Deshalb umgibt sich Leinsamen mit einer Schleimschicht, wenn er ins Wasser gelegt wird.*

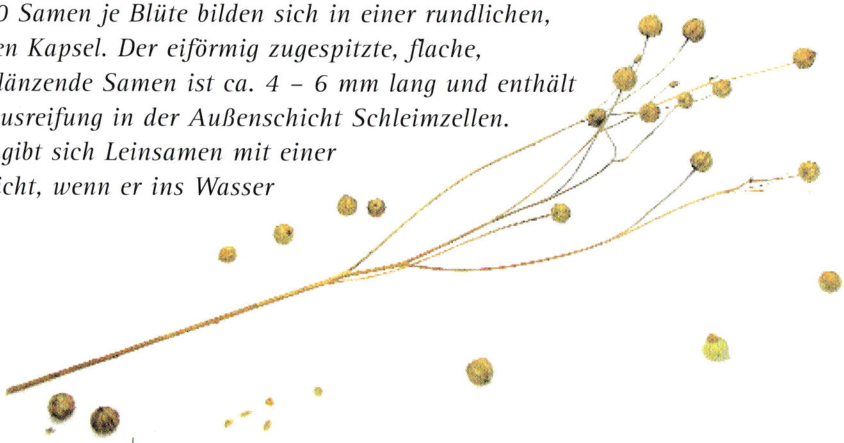

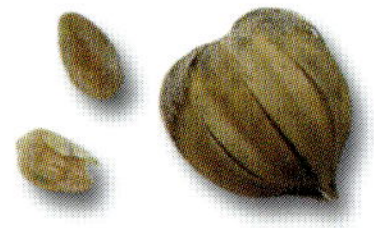

*Im Inneren des Samens befindet sich der Keimling, der aus zwei gelblichen, öligen Keimblättern besteht.*

## Es blüh und wachs am Kamp der Flachs – Anbau und Verbreitung

Lein gedeiht mit Ausnahme der äquatorialen Länder weltweit bis weit über den Polarkreis hinaus. Dabei hat die Wahl des Standortes unabhängig von der Sorte großen Einfluss auf die Endprodukte. Warmes, trockenes, kontinentales Klima fördert die Ölbildung; feuchtere, kühlere Witterung hingegen die Faserwüchsigkeit.

Volksnamen für den »Echten Lein« sind Flachs, Dreschlein, Klenglein und Haarlinsen.

Die Ansprüche der Leinpflanzen an den Boden gelten als gering. Jedoch verträgt Lein stagnierende Feuchtigkeit nicht und ist gegen austrocknende Winde empfindlich.
Die Anpassungsfähigkeit dieser Pflanze ist sehr hoch. So ist Lein frostunempfindlich bis –8 °C und stellt nur geringe Temperaturansprüche.

Bei günstiger Witterung kann die Aussaat bereits Ende März erfolgen. Da Leinpflanzen Lichtkeimer sind und mehr als 14 Stunden Licht am Tag benötigen, findet im Mai und Juni das Hauptwachstum statt. Die Blüte beginnt je nach Aussaatzeit im Juni und hält bis in den August an.

Die Reifezeit setzt ab Ende Juli ein, denn die Ölablagerung beginnt schon recht frühzeitig.

Die Ernte erfolgt am besten, wenn die Kapseln braun und die Stängel gelb werden und sich der Samen ebenfalls bräunt. Dabei wird der Faserflachs mit der Wurzel per Hand oder maschinell ausgerissen, während der Öllein gemäht werden kann.

Der überwiegende Teil des in Deutschland verwendeten Leins stammt aus den Ländern der ehemaligen UdSSR, aus China, Indien, Kanada und Argentinien.

In Deutschland war die Anbaufläche bis 1999 wieder auf fast 187.000 ha angestiegen. Jedoch sank diese bis 2004 auf 12.900 ha.

## Dr. Lothar Schwäbe, Staatliches Amt für Landwirtschaft mit Lehranstalt Freiberg-Zug

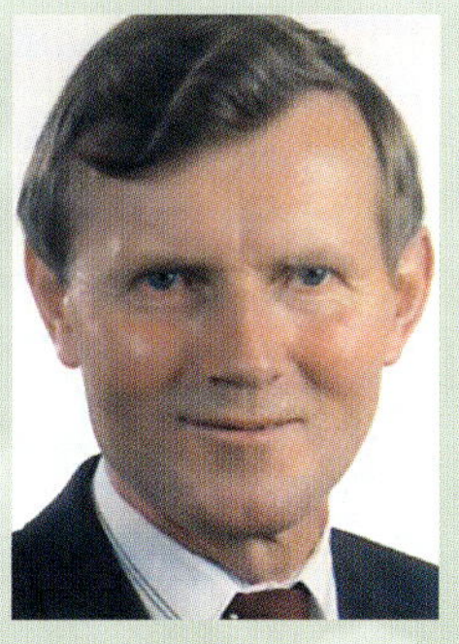

»Mit Beginn der 90er Jahre im vergangenen Jahrhundert wurde dem Leinanbau wieder größere Beachtung geschenkt. In den folgenden Jahren bis etwa 2000 ereichte die Leinanbaufläche einen relativ beachtlichen Anbauumfang, dabei dominierte der Ölleinanbau gegenüber dem des Faserleins. Danach verringerte sich die Leinanbaufläche aufgrund zurückgehender EU-Flächenbeihilfe, einem niedrigen Preisniveau und ungünstiger Absatzmöglichkeiten.«

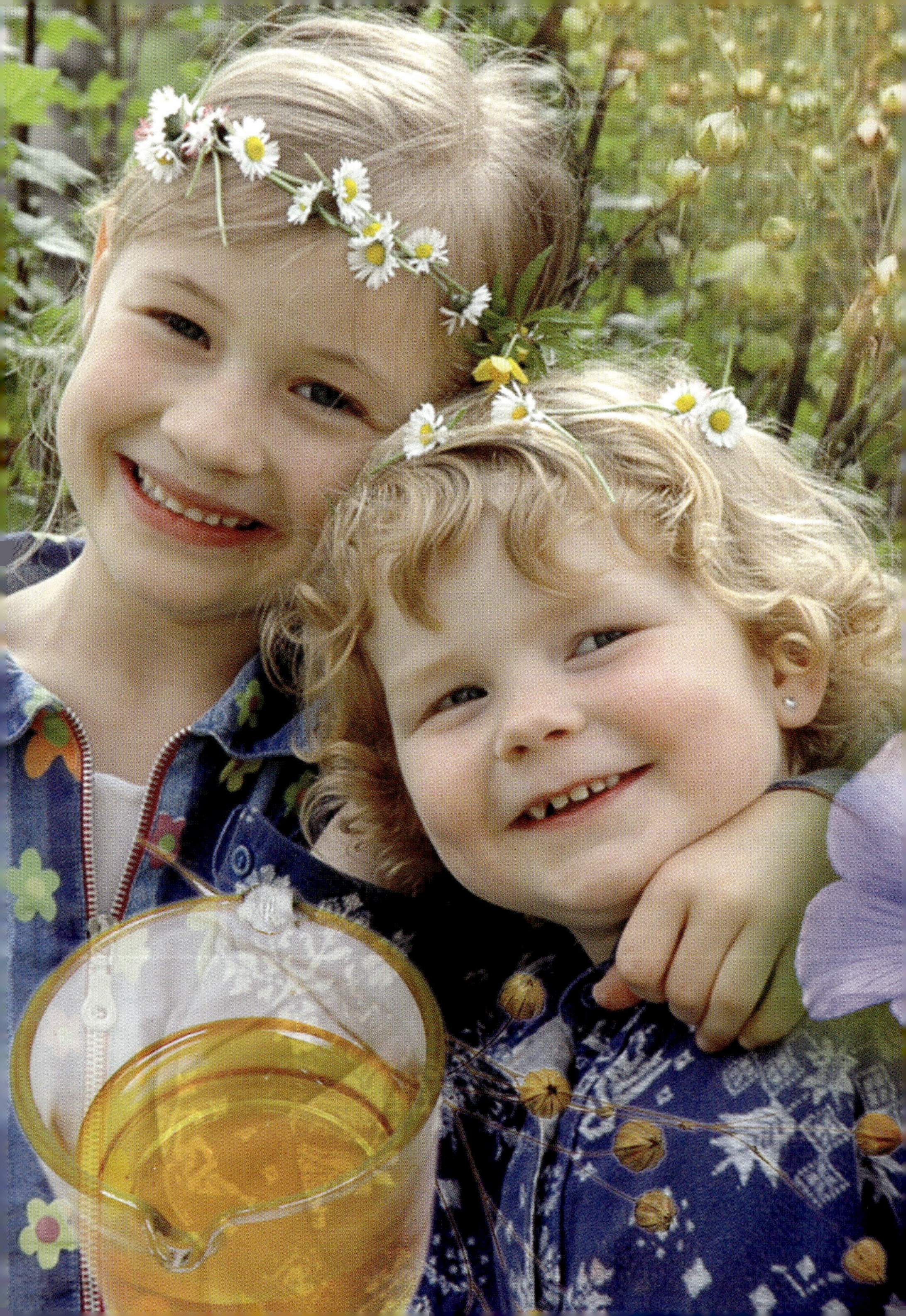

# Leinöl – Geschenk der Sonne

Eure Nahrungsmittel sollen eure Heilmittel und eure Heilmittel sollen eure Nahrungsmittel sein.

Hippokrates

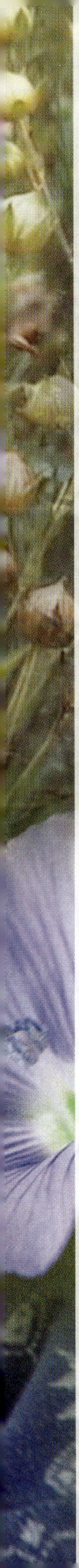

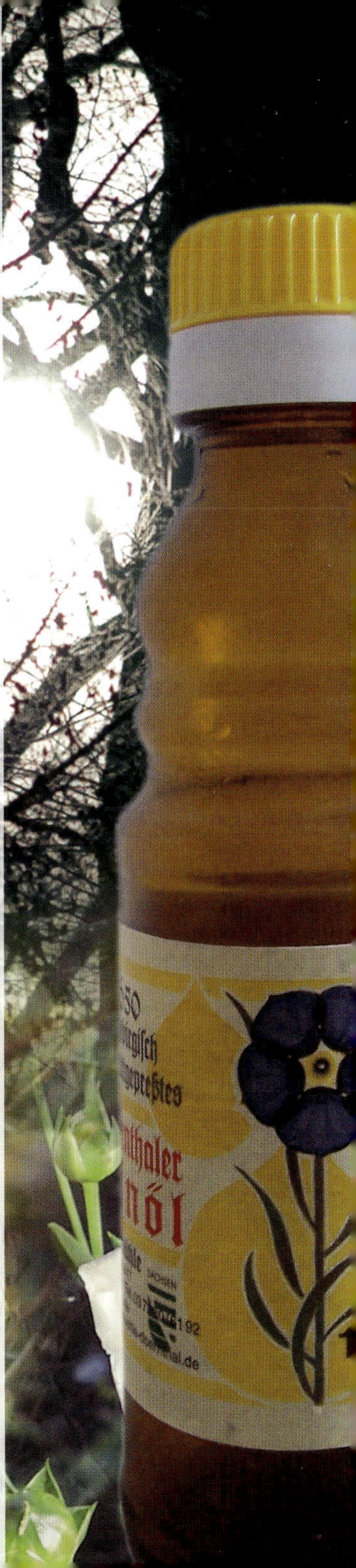

## Flüssiges Gold im Fettdschungel

Pflanzenöle sind gespeicherte Sonnenwärme. Sie werden seit Urzeiten als Speiseöle, für kosmetische, medizinische oder rituelle Zwecke verwendet. Bei den Ägyptern, Griechen und Juden hatten edle Pflanzenöle, besonders das Olivenöl, bei liturgischen Handlungen und bei Initiationsriten stets kultische Bedeutung. Denken wir z.B. an die Salbung des Hirtenjungen David zum König von Juda durch den Propheten Samuel.

*Davids erste Salbung zum König. Holzschnitt von Julius Schnorr von Carolsfeld*

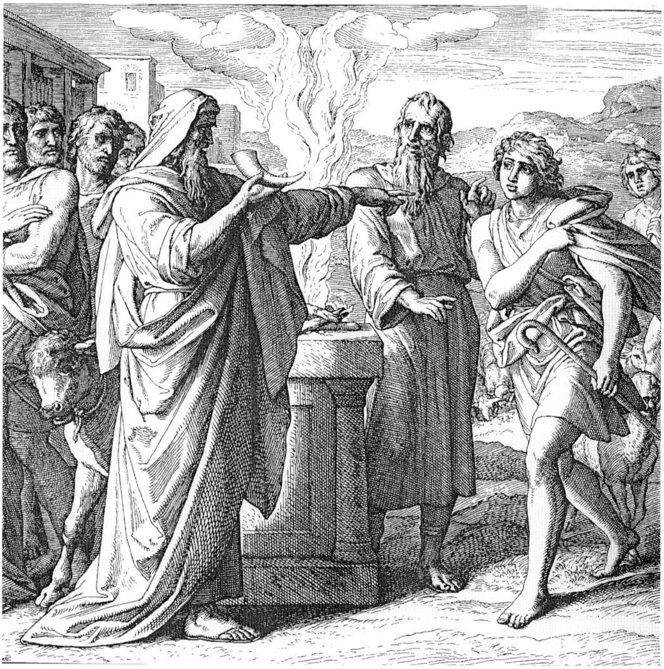

Pflanzenöle sind verstofflichte Wärme, denn mit einem Kilogramm Öl lässt sich eine Tonne Wasser um ein Grad Celsius erwärmen.

Die Entwicklung der Pflanze schließt mit der Bildung der Früchte bzw. Samen ab, in welche sie Öle als Vorratsstoffe einlagert. Für die Ölbildung benötigt die ausgewachsene Pflanze besonders Licht und Wärme.
So ist verständlich, weshalb Pflanzenöle so wertvoll sind. Sie enthalten die geballte Keimkraft der Samen, also Kohlehydrate und Eiweiße, Enzyme, Vitamine und

## Dr. Volker Schmiedel, Chefarzt der Inneren Abteilung der Habichtswaldklinik, Kassel

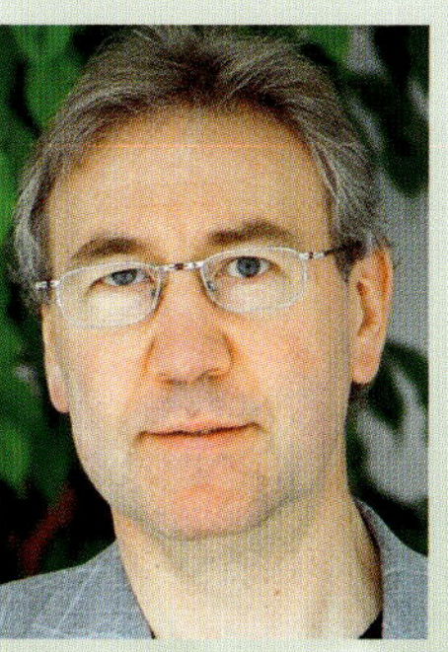

»Omega-3-Fettsäuren – wie sie in Leinöl und fetten Kaltwasserfischen vorkommen – sind für mich aus einer ganzheitlichen Therapie nicht mehr wegzudenken. Wir wissen seit den 60er Jahren, warum Omega-3-Fettsäuren alle Entzündungsprozesse sowie den Blutdruck milde herunter regulieren. Daher rate ich jedem Patienten mit Erkrankungen wie Hypertonie, koronare Herzkrankheit, Asthma, Neurodermitis, Psoriasis, entzündliche Darmerkrankungen, Multiple Sklerose und Rheuma zu einer täglichen Zufuhr von Omega-3-Fettsäuren im Grammbereich. Da der tägliche Verzehr von fetten Fischen nicht jedermanns Sache ist, rate ich jedem dieser Patienten neben einigen Fischportionen pro Woche zur Einnahme mindestens eines Esslöffels Leinöl auf die Pellkartoffel, in die Suppe oder in die Salatsoße (nicht damit braten!). Mag jemand überhaupt keinen Fisch, so sollte er zwei Esslöffel Leinöl täglich verzehren.«

Mineralien und außerdem natürlich die Fettsäuren. Pflanzenöle können mehr als Salatblätter geschmeidig machen oder Fleisch in der Pfanne kross werden lassen. Richtig eingesetzt, vollziehen sie den Schritt vom Nahrungsmittel zum Heilmittel.

Fettsäuren sind chemische Verbindungen, die aus einer Kette von Kohlenstoffatomen bestehen, an denen Wasser- und Sauerstoffatome angelagert sind.

Fette und Öle spielen bei der Ernährung eine wichtige Rolle, nicht nur wenn es um den Bikinibauch oder den Cholesterinspiegel geht.

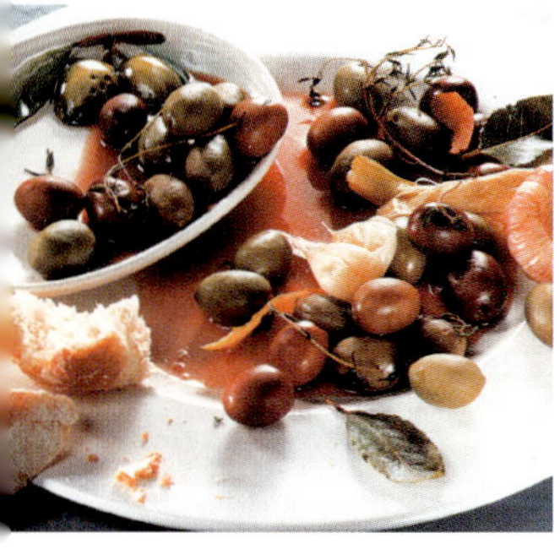

*Oliven enthalten einfach ungesättigte Fettsäuren.*

Um in diesem Fettdschungel noch den Überblick zu behalten, erfolgt hier eine kurze Übersicht zu den verschiedenen Fetten:

## Ungesättigte Fettsäuren:

- natürliche Fette meist pflanzlichen Ursprungs
- flüssig

### Einfach ungesättigt:

- stabil gegenüber Licht und Wärme, also reaktionsträge
- enthält eine Doppelbindung
- hoher Anteil im Olivenöl
- Olivenöl enthält stabile Omega-9-Fettsäure, deshalb zum Kurzbraten verwendbar

### Mehrfach ungesättigt:

- oxidieren leicht, also recht instabil
- heißen auch »essentielle« (lebenswichtige) Fettsäuren
- enthalten mehrere Doppel- oder Dreifachbindungen
- sollten nicht zum Braten verwendet werden
- können Gifte im Körper binden und ausscheiden

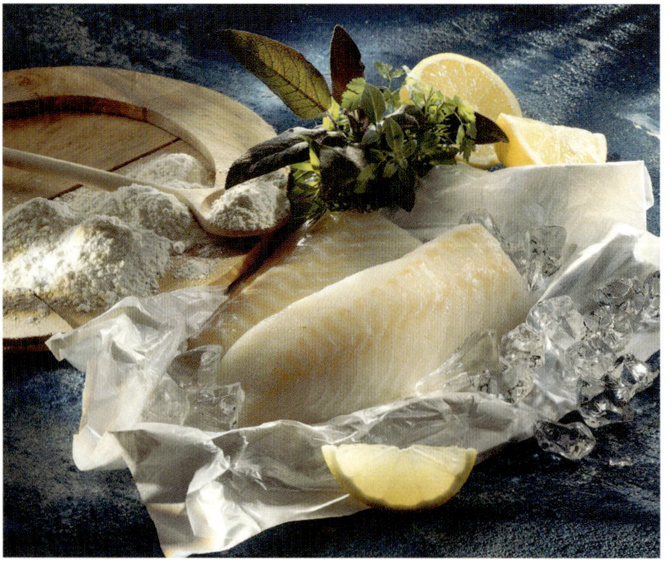

*Fette Seefische sind reich an Omega-3-Fettsäuren.*

## Übersicht über die zwei wichtigsten mehrfach ungesättigten Fettsäuren:

| Omega-6-Fettsäuren | Omega-3-Fettsäuren |
|---|---|
| z.B. Linolsäure | z.B. $\alpha$-Linolensäure |
| setzen entzündungsfördernde Botenstoffe (Prostaglandine) frei | setzen entzündungshemmende Botenstoffe (Prostaglandine) frei |
| wichtig z.B. zur Stärkung des Immunsystems und Erhöhung des Blutdruckes | beeinflussen Krankheiten wie Rheuma, entzündliche Darmerkrankungen, Asthma oder Neurodermitis günstig |
| besonders in tierischen Fetten bzw. Distel- und Sonnenblumenöl enthalten | besonders in fetten Seefischen (Hering, Thunfisch, Lachs) bzw. Leinöl enthalten |

Fettsäuren liefern dem Körper Energie und dienen zur Herstellung bestimmter Botenstoffe, die den Blutdruck, die Blutgerinnung, den Salz- und Wasserhaushalt und die Entzündungsneigung beeinflussen.

Beide Fettsäuren werden vom Körper benötigt, jedoch sind die Omega-6-Fettsären in unserer Nahrung stärker vertreten als die Omega-3-Fettsäuren. Deshalb ist auf die Aufnahme von Omega-3-Fettsäuren verstärkt zu achten.

## Gesättigte Fettsäuren:

- pflanzlichen und tierischen Ursprungs
- bei Zimmertemperatur streichfähig, also fest
- heutige Hauptfettquelle (Wurst, Fleisch, Butter, Käse, Kokosfett...)
- zur schnellen Energiegewinnung und als Zellbaustoff benötigt
- durch Überangebot erfolgt keine vollständige Verwertung, deshalb Ablagerung in Depots oder Blutgefäßen

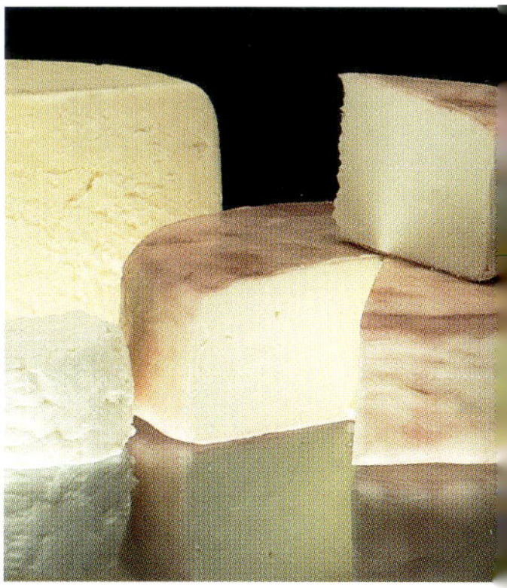

*Schnittkäse ist eine Hauptquelle gesättigter Fettsäuren.*

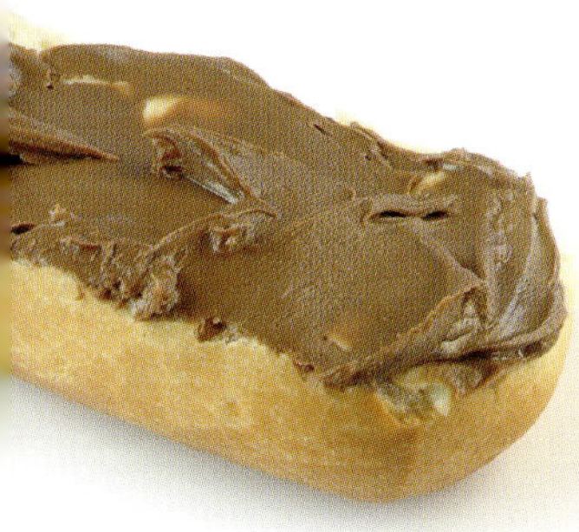

*Herkömmliche Nuss-Nougatcremes weisen einen hohen Anteil an gehärteten Fetten auf.*

**Gehärtete Fette:**

- künstliche Härtung flüssiger pflanzlicher Öle, dadurch entstehen die Margarinen
- durch verschiedene Verfestigungsverfahren völlige Veränderung der ursprünglichen Zusammensetzung der Öle
- lange haltbar
- als Nebenprodukte entstehen Transfette, welche bei Körpertemperatur noch fest sind und Blutbahnen und Zellwände verstopfen
- Anteil in Margarinen etwas gesunken, aber in Fertigprodukten, Nuss-Nugat-Cremes, Chips oder Massenbackwaren enthalten

Wir müssen also schon sehr genau hinsehen, um das »flüssige Gold«, wie die alten Ägypter Pflanzenöle nannten, in der Tiefe des Dschungels zu finden.

## Leinöl – Rundum gesund

Morgens ein Glas Möhrensaft mit Leinöl getrunken, ist nicht nur gesund, sondern schmeckt auch gut.

Jetzt kommt der »Schwups« Leinöl über den Pellkartoffeln ins Spiel, ein rundum gesundes Öl. Der Hauptbestandteil des Öles sind die ungesättigten Fettsäuren. Leinöl besitzt den höchsten Omega-3-Fettsäurengehalt aller Pflanzenöle. Das schaffen sonst nur noch Kaltwasserfische.

**Typisches Spektrum der im Leinöl enthaltenen Fettsäuren:**

- Alpha-Linolensäure (Omega-3-Fettsäure) 40 – 68 %
- Linolsäure (Omega-6-Fettsäure) 10 – 30 %
- Ölsäure (Omega-9-Fettsäure) 15 – 30 %
- Palmitin- und Stearinsäure (gesättigte Fettsäuren) jeweils unter 8 %

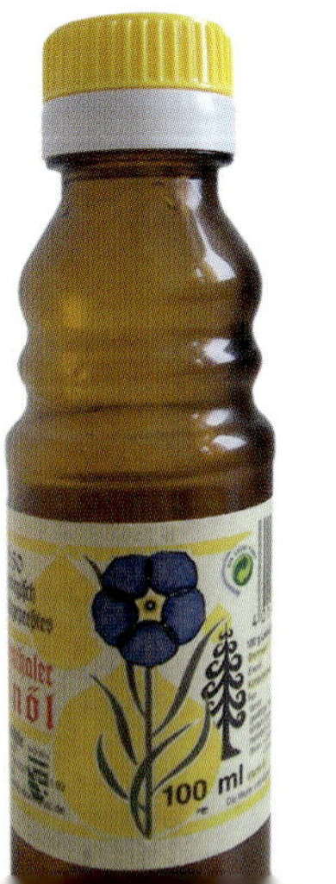

Darüber hinaus sind im kaltgepressten Leinöl besonders die Vitamine A und E sowie Wasser, Eiweiße, Kohlenhydrate, Geschmacksstoffe, Lecithin und Mineralien enthalten.

Leinöl wirkt durch die Summe seiner positiven Bestandteile. So beeinflusst die Einnahme von Leinöl wegen seiner die Leber stärkenden Eigenschaften trockene Ekzeme positiv, lindert Gallenkoliken und stabilisiert die Psyche.
Ein Schluck Leinöl morgens und eventuell auch abends auf nüchternen Magen wirkt sich sehr gut auf entzündete bzw. schmerzhaft hervorgetretene Hämorrhoiden aus.
Zur Darmreinigung und Entgiftung empfiehlt sich Leinöl als Klistierzusatz. 2 – 3 Esslöffel Leinöl zu einem Liter Kamillentee als Einlauf angewandt, lösen Verstopfungen und wirken heilend auf die überanspruchte Darmschleimhaut.

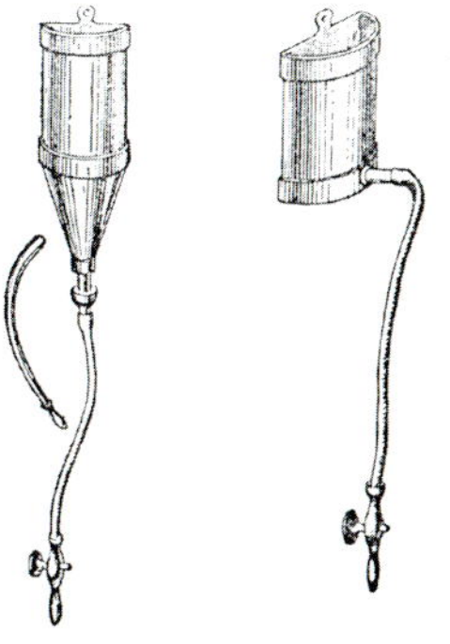

*Klistierapparat von 1916 aus »Bilz - das neue Naturheilverfahren«*

## Die »Eskimo-Diät«

Wer mit chronisch-entzündlichen Prozessen im Körper, wie Asthma, chronische Bronchitis, Rheuma, Morbus Crohn, Colitis ulcerosa, Multiple Sklerose oder Neurodermitis zu tun hat, dem sei eine »entzündungsarme Diät«, auch »Eskimo-Diät« genannt, über drei Monate oder über einen längeren Zeitraum bis zu Jahren durchgeführt, empfohlen:

- zwei- bis dreimal pro Woche eine Portion fetten Seefisch
- täglich einen Esslöffel Leinöl (auf die Kartoffel, in den Salat, in die Suppe)
- weitestgehend vegetarische Ernährung (abgesehen vom Fisch)
- ein Obst-, Saft- oder Reistag pro Woche zum Fettabbau
- ein- bis zweimaliges Fasten pro Jahr, wenn gesundheitlich nichts dagegen spricht

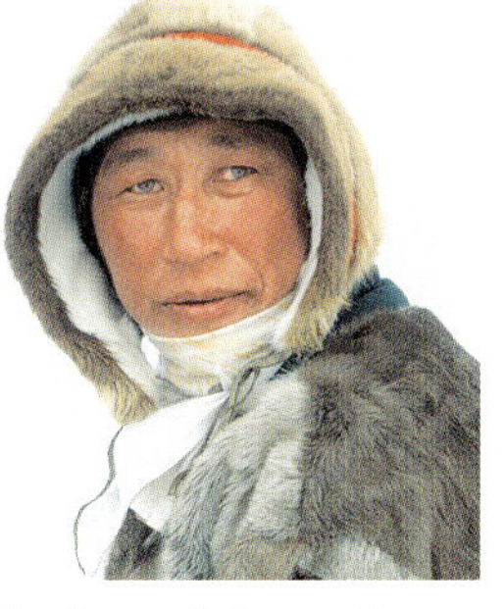

*Aufgrund der notgedrungen reichen Ernährung an Omega-3-Fettsäuren waren bei den Inuit chronisch-entzündliche Erkrankungen nahezu unbekannt.*

Natürlich kann die Heilung nicht immer allein durch die »Eskimo-Diät« kommen, aber eine Linderung der Krankheit erfolgt auf jeden Fall.

## Die Öl-Eiweiß-Kost nach Dr. Johanna Budwig

Die Chemikerin, Physikerin und Apothekerin Dr. Johanna Budwig erkannte, dass Leinölfettsäuren in Verbindung mit schwefelhaltigen Eiweißen (z.B. Quark) den Sauerstoffgehalt der Zellen bedeutend erhöhen. Dies ist vor allem in der Tumortherapie von Bedeutung, da bei Tumorzellen die brachliegende Zellatmung angeregt wird und zu einer Umstimmung im Zellwachstum führen kann. So entwickelte Frau Dr. Budwig eine Kost, die vorrangig aus Quark, kalt gepresstem frischen Leinöl sowie geschroteten Leinsamen und Äpfeln besteht.

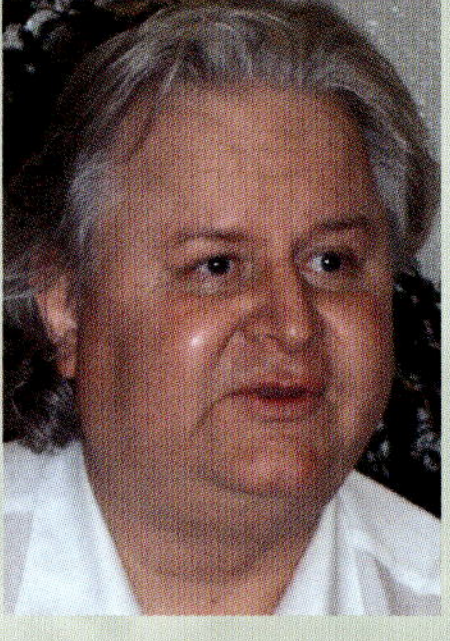

### Walter Dorfinger, Heilpraktiker

»Schon bei Hildegard von Bingen und im »Lorscher Arzneibuch« finden sich Hinweise auf die äußere Anwendung von Lein. In den Wirkungen moderner Leinölsalben finden wir diese alten Beobachtungen heute in der Praxis bestätigt. Bei Verbrennungen und Hautverletzungen wirken sie schmerzlindernd und wundheilfördernd. Als Zugsalben »ziehen« sie Splitter und Fremdkörper heraus. Diese Salben sind in unserer Praxis unentbehrlich.«

## Leinölsalben

Schon der Breitenbacher Bürgermeister und Apotheker Matthias Mylius stellte zu Zeiten des Dreißigjährigen Krieges (1618 – 1648) eine zähflüssige, rotbraune Salbe aus Schwefelblüte und Leinöl zur äußerlichen Anwendung her. Sie sollte vor Gicht, Aussatz, Flechten und Pest bewahren oder aber die Geschwüre, Ekzeme und Knoten der Pestkranken zum Verschwinden bringen.

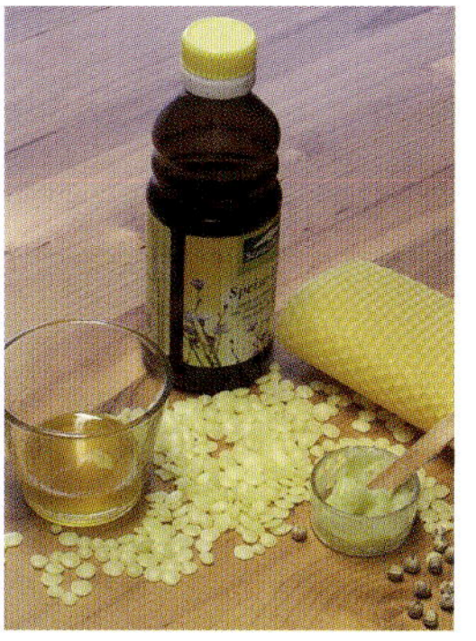

*Selbst bereitete Salbe aus Leinöl, Bienenwachs und Kräutern.*

Leinölsalben sind mit geringem Aufwand selbst herstellbar: Eine Mischung aus 100 g erhitztem Leinöl und 15 - 20 g geschmolzenem Bienenwachs ergibt nach Verrühren und Erkalten eine Salbe, die von Natur aus hautfreundlich ist. Dabei besitzen Leinöl und Bienenwachs eine ähnliche Zusammensetzung wie der Hauttalg (Hautfett), der zum Schutz von den Talgdrüsen der Haut produziert wird. Eine solche Salbe weist neben einer guten Hautverträglichkeit aufgrund der ungesättigten Fettsäuren auch eine wundheilende Wirkung auf. Trockene, schuppige oder entzündete Haut wird durch diese schützende Salbe positiv beeinflusst. Der hohe Gehalt an Vitamin E im Leinöl vermag die Haut außerdem vor UV-Strahlung zu schützen. Das Bienenwachs dient nicht nur als Konsistenzgeber, sondern besitzt gleichfalls hautpflegende und schützende Eigenschaften.

Salben aus Leinöl und Bienenwachs wurden schon seit dem Mittelalter zur Wundbehandlung und bei Hautausschlägen genutzt.

Zu Schutz, Pflege, Wundheilung und Narbenbehandlung wird die Salbe dünn auf die Haut aufgetragen. Dick aufgetragen kommt der Zugcharakter der Salbe zur Geltung. Und wer möchte, kann die Wirkung der selbst hergestellten Salbe durch Zusätze von z.B. Ringelblumenblüten, Beinwellwurzel oder Kamillenblüten je nach Anwendungsgebiet und Vorliebe vertiefen. Wem das zu aufwändig ist, kann auch auf fertige Präparate im Handel (z.B. Arhama-Salbe der Firma Bombastus-Werke AG) zurückgreifen.

## »Heiß« oder »kalt« – Zur Leinölherstellung

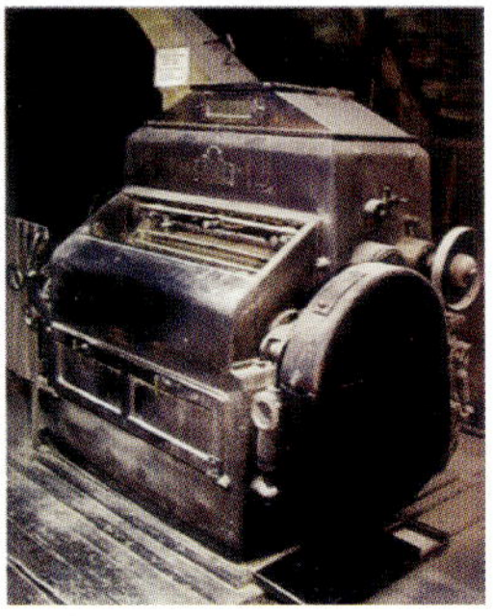

*Walzenstuhl der Dörnthaler Ölmühle*

Ein Speiseöl kann heute auf verschiedene Art und Weise hergestellt werden. Es wird zwischen Raffination, Kalt- und Heißpressung unterschieden.
Raffinieren bedeutet ein Pressen und Auslösen der Öle aus den Saaten mittels hoher Temperatur und Druck sowie verschiedener Chemikalien wie Hexan, Benzin oder Phosphorsäure. Nach dem Bleichen und Reinigen sind die Pflanzenöle zum Schluss völlig verarmt und »seelenlos« geworden. Doch für das Speiseleinöl spielt die Raffination zum Glück keine Rolle.
Wer kein seelenloses Industrieöl verkonsumieren will, für den bleibt noch die Frage nach »heiß« oder »kalt«: Im Prinzip läuft die Pressung so ab, dass die gereinigten Samen im Walzstuhl zerquetscht werden. Nach einem Durchlauf über eine Schneckenpresse wird das Öl im Seierkorb aufgefangen, vom Presskuchen getrennt, gefiltert und abgefüllt.

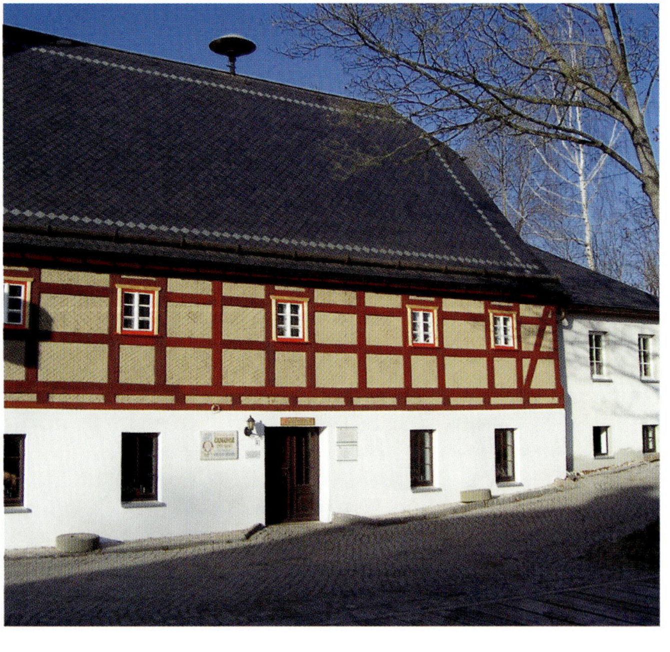

*Die Dörnthaler Ölmühle im Erzgebirge. Am Dörnthaler Dorfbach existierten im 17. Jahrhundert 11 Ölmühlen, von denen sich eine bis heute erhalten hat und noch frisches Leinöl presst.*

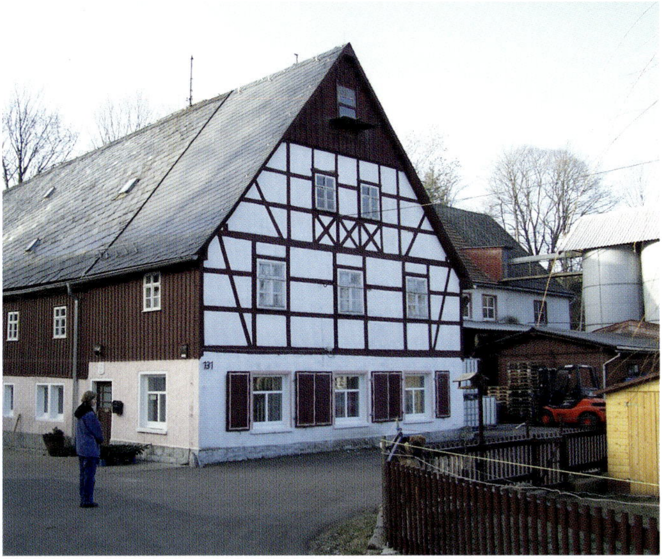

*In der Ölmühle Willy Weises Erben in Oberbobritzsch wird seit 1740 Leinöl gepresst.*

Je nach Temperaturen in der Schneckenpresse wird von Kalt- bzw. Warmpressung gesprochen. Ideal sind Temperaturen bis 40 °C, da die Enzyme bis dahin noch stabil sind. Vitamine halten etwas länger durch und können eine Pressung bei 70 – 80 °C noch überstehen. Heißgepresst bedeutet dann, dass bei Temperaturen über 100 °C gepresst wird.

## Volkmar Fleischer, Inhaber der Ölmühle Willy Weises Erben, Oberbobritzsch

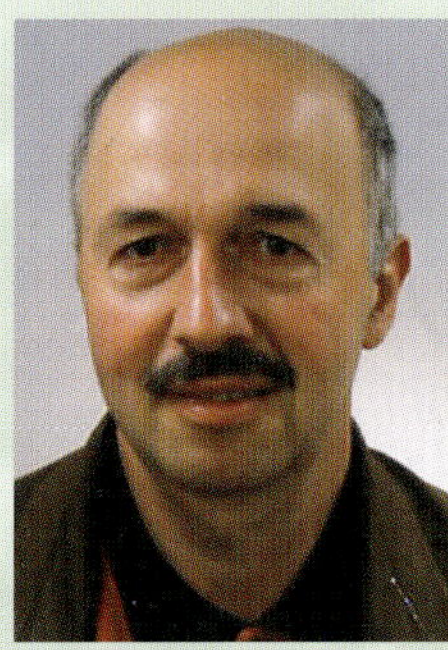

»Kaltgepresstes Leinöl ist eines der gesündesten pflanzlichen Öle, vor allem wegen seines hohen Gehaltes an Linolensäure. Deshalb sind für mich täglich zwei Esslöffel frisch gepresstes Leinöl von der Filterpresse in der Mühle nicht nur ein Teil der Qualitätskontrolle, sie sind auch Bestandteil meiner gesunden Ernährung.«

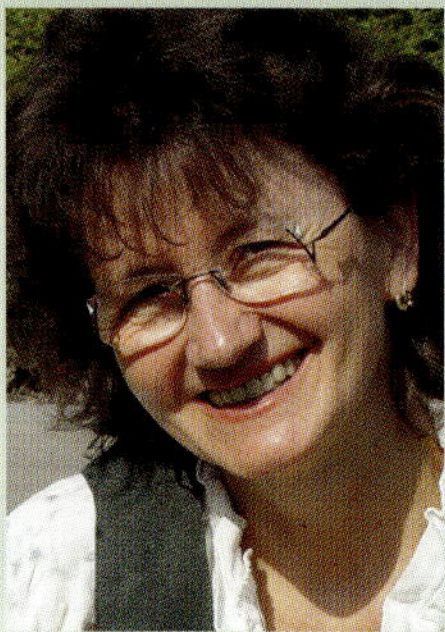

## Christl Braun, Inhaberin der »Dörnthaler Ölmühle«

»Das aus dem Leinsamen gewonnene, kaltgepresste Leinöl ist, wenn es frisch verzehrt wird, für mich das wertvollste und geschmacklich hervorragendste Öl, besonders in Verbindung mit Quark.
Tagtäglich genieße ich dieses wunderbare Öl, das den höchsten Anteil an der essentiellen α-Linolensäure hat, auch in fast allen Salaten, mit Brot und anderen Beilagen.«

Der Presskuchen wird einer zweiten Pressung unterzogen. Das Öl dieser Pressung findet in der Technik und der Futtermittelherstellung Verwendung. Der Presskuchen selbst dient ebenfalls als hochwertiges Futtermittel. So findet alles eine nützliche Verwendung.

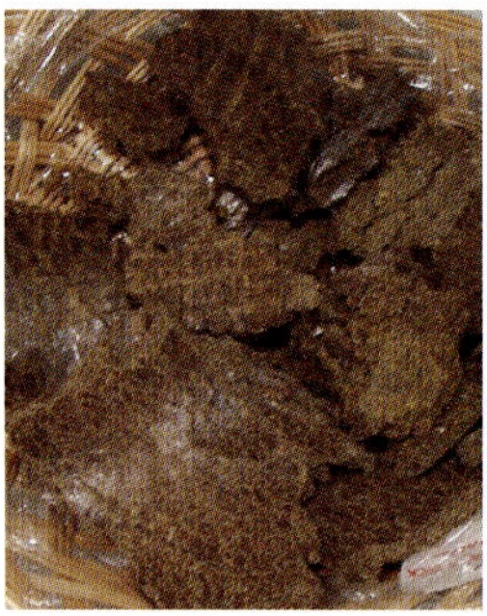

*Presskuchen*

Traditionell stehen Ölmühlen in historischen Flachsanbaugebieten. So finden sich heute noch bekannte Ölmühlen im Erzgebirge, in der Lausitz und dem Spreewald und in Thüringen.

Das vitalste Öl ist natürlich das bei 40 °C gepresste Öl, welches zwar dunkler aussieht und schnell bitter schmeckt und möglichst im Kühlschrank aufbewahrt werden sollte. Das bedeutet, dass dieses Leinöl generell schnell zu verbrauchen ist.

Nach heutiger Erkenntnis eignet sich Leinöl nicht zum Braten, da sich dabei die natürlichen Cis-Fettsäuren in die gefährlichen Transfettsäuren umwandeln. Letztere beeinflussen den Fettstoffwechsel negativ und stehen im Verdacht, Krebs zu erregen. So sollte zum Braten auf Oliven- oder Rapsöl zurückgegriffen werden. Manchmal bietet sich ein Backen im Backofen als Alternative an, da im Ofen deutlich geringere Temperaturen erreicht werden als in der Pfanne.

## Leinöl-Rezepte aus Großmutters Zeit

In vielen Regionen und so auch im Erzgebirge wurden nicht nur Pellkartoffeln und Quark mit Leinöl zubereitet. Leinöl war nahrhaft und billig. Deshalb nutzten die Hausfrauen es auch zum Braten. Dies entspricht nicht mehr dem heutigen Wissensstand, doch soll gerade auf diese traditionellen Rezepte nicht verzichtet werden.

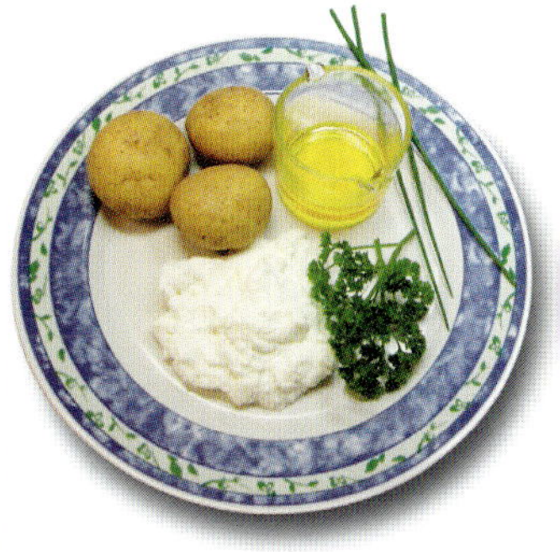

*Es muss nicht immer nur Quark mit Pellkartoffeln und Leinöl sein, wenn Leinöl zur Ernährung genutzt wird.*

### »Leinölbutter« – Ein Brotaufstrich

- 6 EL Leinöl
- 1 Zwiebel
- Mehl nach Bedarf
- Salz nach Geschmack

Leinöl erhitzen, geschnittene Zwiebel rösten und zugeben. Beides mit Mehl und Salz vermengen und aufkochen, bis die Masse streichfähig ist. Statt Salz kann auch ein fein gewiegter Salzhering mit aufgekocht werden.

### »Fitzfädelbrei« – Eine Art Schweizer Rösti

Für 2 – 3 Personen

- 700 – 800 g rohe Kartoffeln
- 1 Zwiebel
- 500 ml Buttermilch
- Salz und Kümmel je nach Geschmack
- Leinöl zum Braten

Kartoffeln und Zwiebel schälen und in eine Schüssel reiben; Buttermilch, Salz und Kümmel dazugeben.
Leinöl in der Pfanne erhitzen, einen Teil des Teiges über den gesamten Pfannenboden verteilen und stocken lassen. Dabei öfter vorsichtig rühren, damit nichts anbrennt, aber vom Boden her gebräunt wird. Die Bratzeit beträgt ca. 30 Minuten.

Foto: Dörnthaler Ölmühle

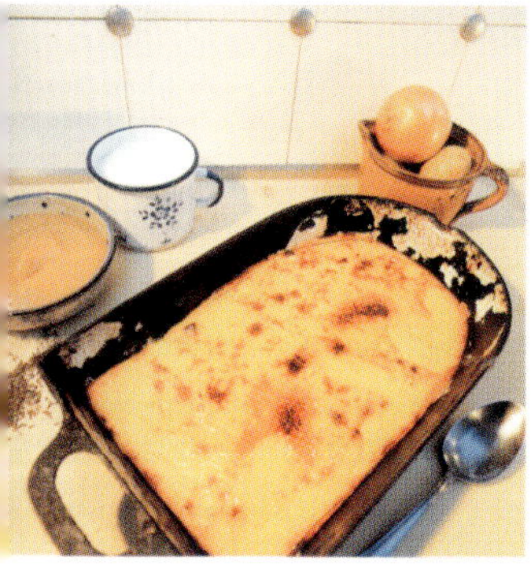

*Buttermilch-Getzen in der typischen »Getzenpfanne«*

### »Leinöl-Buttermilch-Getzen«

Für 3 – 4 Personen

- ca. 800 g rohe Kartoffeln
- ca. 250 g gekochte Kartoffeln vom Vortag
- 1 l Buttermilch
- 1 Zwiebel
- Salz und Kümmel nach Geschmack
- ca. 100 ml Leinöl
- 2 EL Speckwürfel
- Apfelmus als Beilage

Rohe Kartoffeln, Pellkartoffeln und Zwiebel schälen und reiben. Buttermilch dazugeben, mit Salz und Kümmel würzen und gut durchrühren. Leinöl in einer großen Auflaufform auf dem Herd erhitzen und dünnflüssigen Teig ca. 3 – 4 cm hoch einfüllen. Achtung, das spritzt!! Das an der Formenwand hochgeschobene Öl mit dem Löffel vorsichtig über den Teig verteilen. Im vorgeheizten Backofen bei 200 °C ca. 60 min backen, bis die Oberfläche goldbraun ist. Die ausgebratenen Speckwürfel über dem heißen Getzen verteilen und traditionell mit Apfelmus verzehren.

## Technische Nutzungen des Leinöls

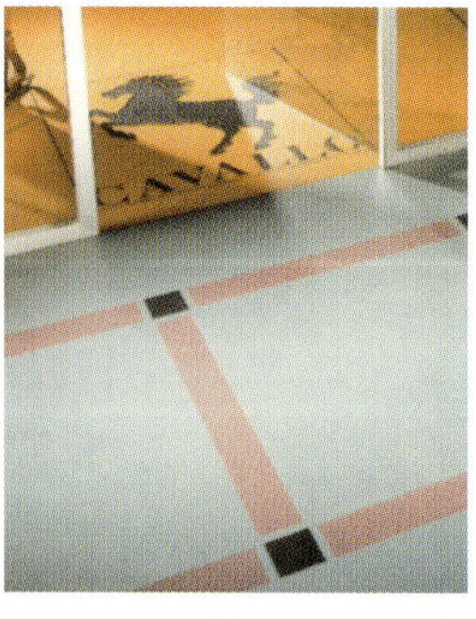


Foto: DLW

*Linoleum als Bodenbelag (DLW-Linoleum)*

### Linoleum

Auch wenn dem Linoleum noch der Geruch von Bohnerwachs und Spießigkeit anhaftet, erlebt es seit den 80er Jahren des letzten Jahrhunderts wegen seiner Umweltfreundlichkeit eine Renaissance. Das Wort »Linoleum« leitete 1860 der Erfinder dieses Bodenbelages, Frederick Walton, vom Lateinischen »Oleum lini« (Leinöl) in Anlehnung an den Hauptrohstoff ab.

Den hohen Bekanntheitsgrad verdankt das Linoleum seiner Dauerhaftigkeit. Dabei ist eine Lebensdauer von mehreren Jahrzehnten unter geringsten Verschleißerscheinungen normal. So war lange Jahre Linoleum neben Holz der wichtigste Fußbodenbelag, was sich erst

Mitte der 60er Jahre des letzten Jahrhunderts durch das Aufkommen von neuen Belägen wie PVC änderte.

Linoleum ist der einzige auf dem Markt angebotene elastische Bodenbelag, bei dem überwiegend natürliche und nachwachsende Rohstoffe verwendet werden. Außerdem ist er robust, langlebig, verschleißfest und inzwischen auch pflegeleicht. Das Bohnerwachs gehört nun der Geschichte an.

Seit Anfang des 20. Jahrhunderts war Linoleum aus Deutschland ein Welthandelsartikel.

| Inhaltsstoffe des Linoleums: | |
|---|---|
| Bindemittel (40 %): | Füllstoffe (60 %): |
| Leinöl (80 %) | Holz- und Korkmehl (65 %) |
| Harze (20 %) | Kalksteinmehl,<br>Weiß- und Buntpigment<br>(35 %) |

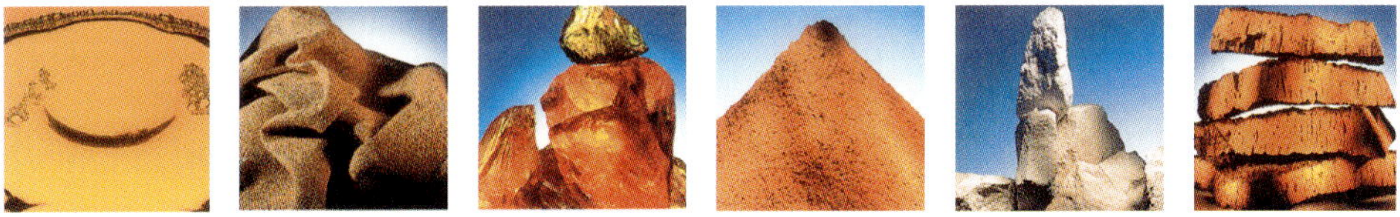

*Foto: DLW*

*Bestandteile des Linoleums von links nach rechts: Leinöl, Jute, Naturharze, Holzmehl, Kalkstein, Kork.*

Als Trägergewebe dient bei der Linoleumproduktion Jute. Die Linoleumdeckmasse erhält man durch Mischen und mehrfaches Zusammenkneten des Linoleumzements (Linoxyn [= oxydiertes Leinöl] und Harze) mit organischen und mineralischen Füllstoffen. Diese Deckmasse wird mittels Kalander (Walzenpresse) auf eine grobmaschige Jute aufgewalzt und anschließend einer mehrwöchigen Wärmebehandlung unterzogen, damit das Linoleum seine erforderliche Festigkeit erhält. Nach dieser »Reifung« erfolgt die Versiegelung der Oberfläche mittels einer Acryldispersion bzw. Naturwachsen.

Zur Zeit gibt es drei Linoleumfabriken in Europa. Die Deutsche Linoleumwerke Aktiengesellschaft (DLW) hat ihren Hauptsitz in Biethigheim.

Doch nicht nur für Architekten und Bauherren ist Linoleum interessant, auch Künstler haben sich immer wieder von Linoleum inspirieren lassen. So entstanden im Laufe der Zeit die Linolschnitte, unter denen Picassos Werke wohl die bekanntesten sind.

*Linolschnitt »Verlobung« von A. Krellner.*

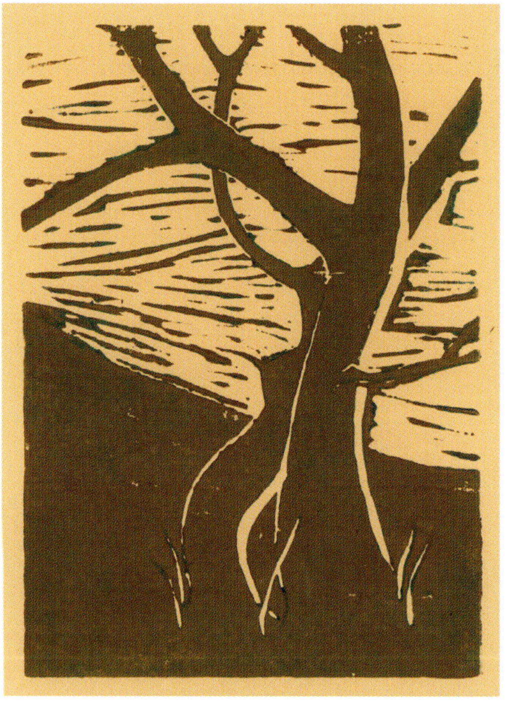

## Farb- und Anstrichmittel

Die mehrfach ungesättigten Fettsäuren sind dafür verantwortlich, dass Leinöl an der Luft relativ schnell trocknet.

In der Malerei wird Leinöl neben anderen schnell trocknenden Ölen wie Mohn- oder Wallnussöl als Bindemittel verwendet. Aufgrund des hohen Gehaltes an ungesättigten Fettsäuren trocknen Leinöle sehr gut auf. Dabei binden sich Sauerstoffmoleküle der Luft an die Doppelbindungen der Fette und bilden eine Netzstruktur, welche die Farb-

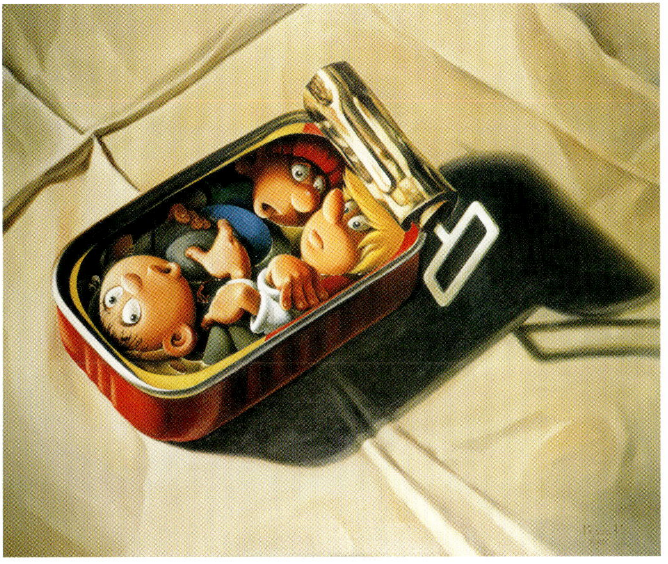

*»Abrafaxe in Öl« Konstantin Kryssov. Öl auf Leinwand 1995.*

pigmente fixiert. So erhält das Ölgemälde über einen langen Zeitraum seine Farbbrillanz. Dieser Vorgang der Sauerstoffaufnahme (Oxydation) führt aber zu einer Volumenzunahme der Ölfarbe. So kann es passieren, dass »bindemittelreiche« Farbschichten darüber liegende »bindemittelarme« Farbschichten sprengen. Diese Risse werden im Gegensatz zu Altersrissen als Schwundrisse bezeichnet.

Neben den Ölfarben findet Leinöl noch Verwendung als Holzschutzmittel in selbsttrocknenden Firnissen und Lacken ohne Zusatz von chemischen Lösungsmitteln. Dabei wirkt sich das Leinöl vorteilig auf die Eindringtiefe, die Haltbarkeit und Wetterbeständigkeit sowie auf die Mischbarkeit mit ätherischen Ölen aus. Darüber hinaus ist es umweltfreundlich und unschädlich für Mensch und Tier. Weiterhin dient Leinöl zur Herstellung von Kunstharzen, Weichmachern und Stabilisatoren.

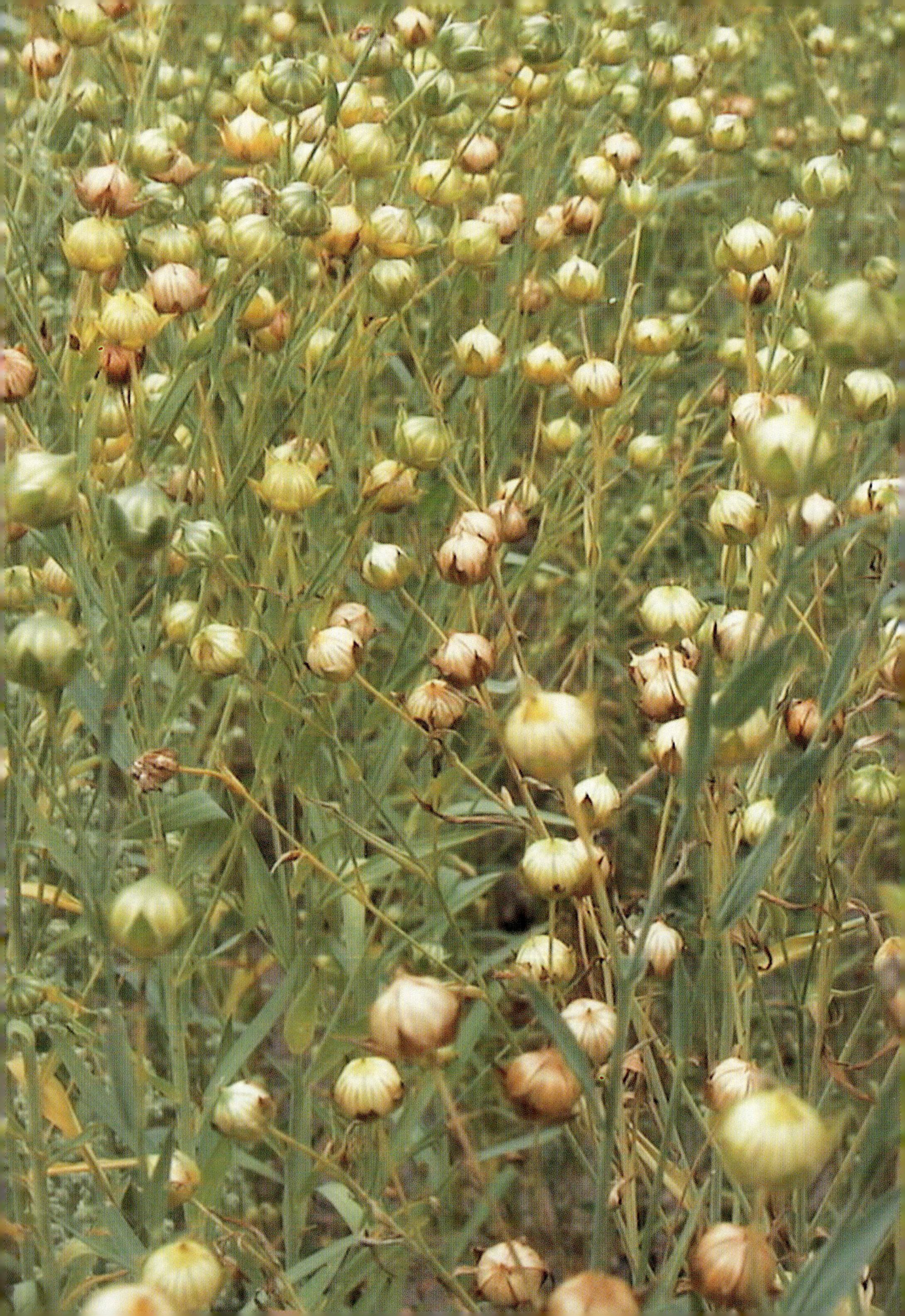

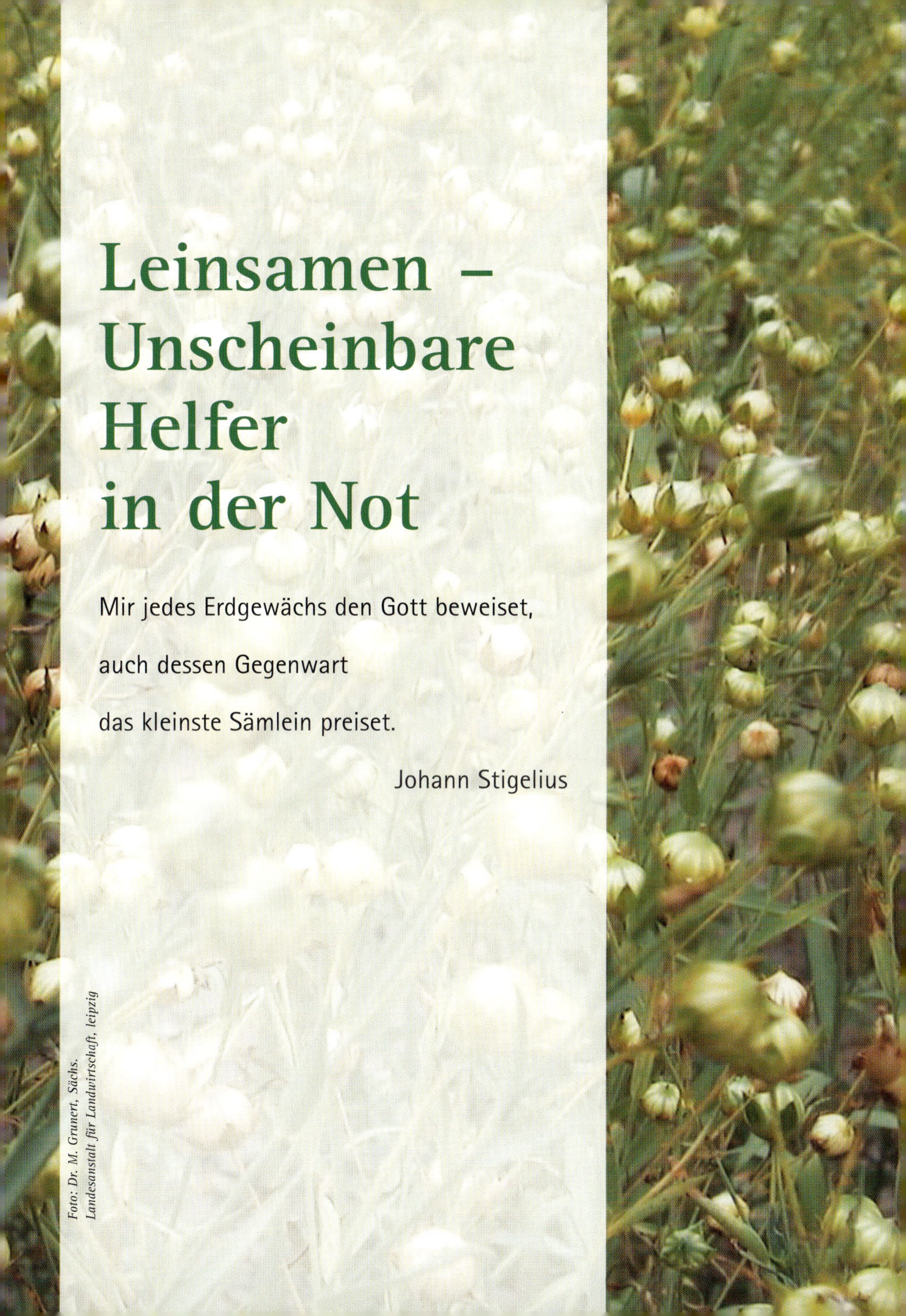

# Leinsamen – Unscheinbare Helfer in der Not

Mir jedes Erdgewächs den Gott beweiset,

auch dessen Gegenwart

das kleinste Sämlein preiset.

Johann Stigelius

*Foto: Dr. M. Grunert, Sächs. Landesanstalt für Landwirtschaft, leipzig*

## Quellgesunde Samenkörner

Zu Zeiten, als die Bauern im April noch mit der Hand aussäten, war es schon eine Kunst, den leichten Leinsamen gleichmäßig auszustreuen. Denn tausend dieser ovalen, hellbraun glänzenden Winzlinge wiegen kaum fünf bis zehn Gramm.
Geerntet werden die Samen im August/September. Unmittelbar bevor sich die Kapseln öffnen, werden die trockenen Stängel an der Basis abgeschnitten, zu Büscheln gebunden und an der Luft getrocknet. Nach dem Herausklopfen der Samen sollten diese nochmals an der Luft getrocknet und in Glas-, Porzellangefäßen oder Leinsäckchen aufbewahrt werden.

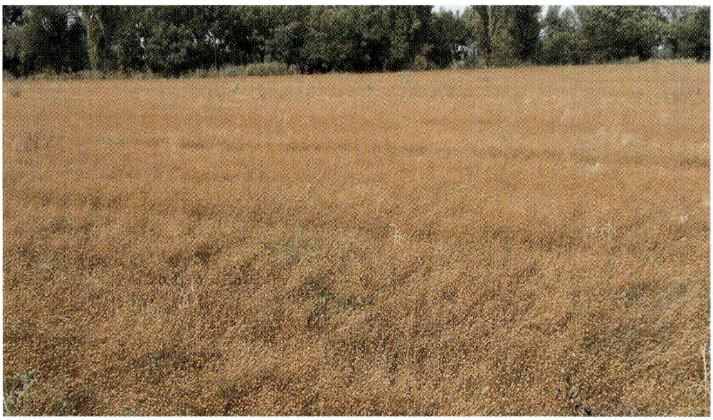

*Reifes Leinfeld*

*Foto: Dr. M. Grunert, Sächs. Landesanstalt für Landwirtschaft, leipzig*

Schon im Alten Ägypten dienten die Leinsamen neben der Verwendung als Saatgut als ein fester Bestandteil der Nahrung. Die Ärzte der Antike, wie z.B. Dioskurides, erkannten die heilenden Eigenschaften der Samen und empfahlen eine innere und äußere Anwendung derselben.
Dagegen steht im Mittelalter bei Hildegard von Bingen die äußerliche Anwendung bei Brustkrankheiten und Wunden im Vordergrund. Erst im 16. Jahrhundert führten Ärzte wie Adam Lonitzer die antiken Anwendungen mit den mittelalterlichen zusammen.

100 g der Schleimstoffe in der Samenschale vermögen bis zu drei Litern Wasser zu binden.

## Was macht die Leinsamen nun so gesund?

Es ist immer von Vorteil, wenn eine Pflanze, Frucht oder Saat als Ganzes und nicht nur ein Teil oder Auszug Anwendung findet.
Eine Erfahrung ist, dass Menschen mit empfindlicher Leber Ölfrüchte und Saaten besser vertragen als die jeweiligen gepressten Öle allein.

Als wichtigste Bestandteile der reifen Samen sind Schleimstoffe, Zellulose, Proteine, Enzyme und das fette Öl hervorzuheben. Auch Blausäure ist in Spuren enthalten, wodurch aber keine gesundheitlichen Risiken entstehen.

Schleimstoffe wirken sich bei innerlicher Anwendung schützend auf die Darmschleimhaut aus. Klinische Studien lassen vermuten, dass die Darmflora aus dem Leinsamen den Stoff Lignan produzieren kann, der für ein gesundes Darmklima bedeutsam ist.
Nicht innerlich angewendet werden sollten die Samen bei drohendem oder bestehendem Darmverschluss oder Verengung der Speiseröhre.

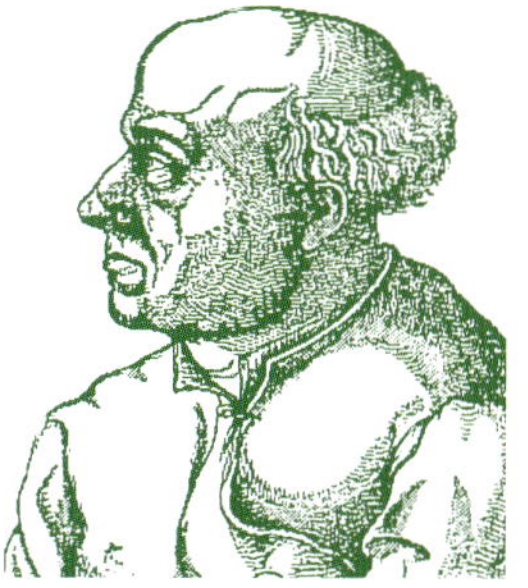

»Welcher weise Mann ist so einfältig..., dass er vermeinen will, die Natur hätte eine Kraft geteilt, in das Kraut so viel, in das so viel etc. ...? ...die Natur ist der Arzt, du nicht; aus ihr musst du schöpfen, nicht aus dir; sie setzt zusammen, nicht du.«
*Paracelsus*

## Die Leinsamen - Apotheke

»Wo die Leinsamen regelmäßiger Bestandteil der Ernährung sind, erfreuen sich die Menschen einer besseren Gesundheit.« (Mahatma Gandhi)
...wir könnten dazu ergänzen: und einer guten Leberfunktion. Deshalb wählte der schweizer Arzt Dr. Max Bircher-Benner die Leinsamen auch als eine Zutat zu dem nach ihm benannten Bircher-Müsli aus.
Wie ist das nun mit dem Quellen, Quetschen und Schroten der Leinsamen?
Sollen die Schleimstoffe zur Anwendung kommen, dann werden die Samen vorgequollen. Gequetschte Samen

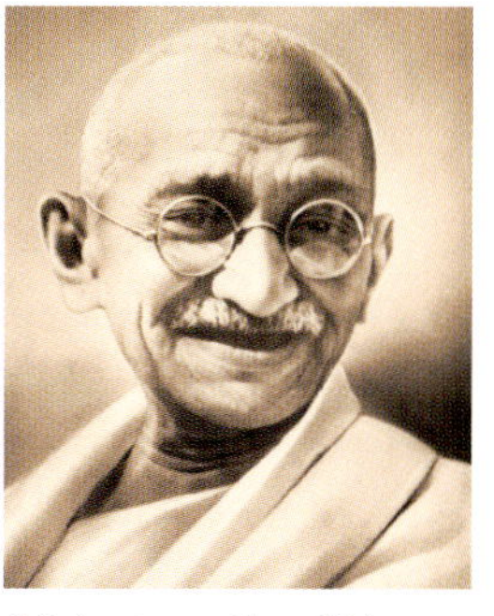

*Mahatma Gandhi*
*1869 -1948*

**Rezept-Tipp**

## Bircher-Müsli

Pro Person:

2 kleine oder ein großer Apfel, gut gewaschen

1 EL geriebene Mandeln oder Nüsse

1/2 EL frisch geschrotete Leinsamen

1 gestrichener EL grobe Haferflocken in 3 EL Wasser eingeweicht

Saft von 1/2 Zitrone

3 EL frische Sahne

Sahne und Zitronensaft werden unter die vorgeweichten Haferflocken gemischt, dann den Apfel (mit Haut, Gehäuse und Kernen) reiben und schnell unter den Brei rühren. Erst bei Tisch werden die Nüsse und Leinsamen darübergestreut. Das Müsli soll sofort gegessen werden.

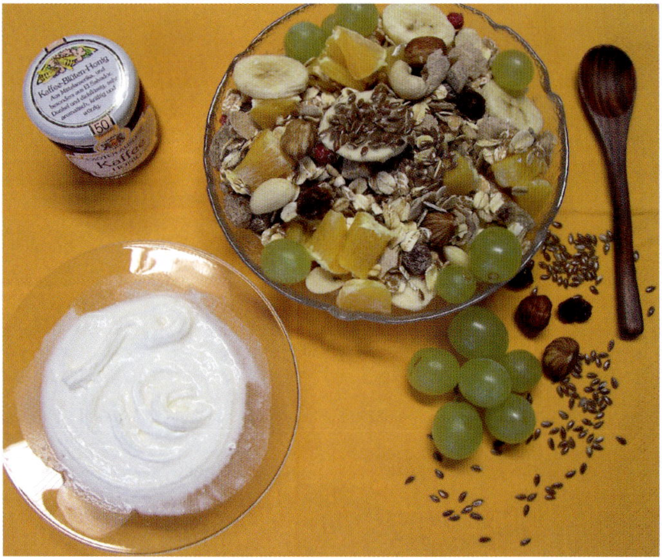

*Reich verziertes Bircher-Müsli.*

regen die Verdauung an, wenn sie mit reichlich Wasser eingenommen werden. Ohne die entsprechende Menge Flüssigkeit folgen Blähungen und Krämpfe. Geschrotete Leinsamen eignen sich für Müsli oder zum Brotbacken. Dabei ist es besser die Leinsamen frisch zu schroten, weil diese schnell ranzig werden.

## Innerliche Anwendungen:

### Leinsamen-Abkochung:

Leinsamen haben eine lindernde Wirkung auf entzündete Schleimhäute bei Reizmagen sowie Magen- und Zwölffingerdarmgeschwüren. Dafür wird eine Leinsamenschleimabkochung wie folgt gekocht: Etwa ein Esslöffel Leinsamen in eine Tasse kaltes Wasser geben und quellen lassen. Danach das ganze aufkochen und 10 Minuten ziehen lassen. Davon kann dann das Wasser getrunken bzw. nur der Schleim oder auch der ganze Topfinhalt gegessen werden.

## Gequetschte Leinsamen:

Weiterhin regulieren die Leinsamen die Darmtätigkeit, weshalb sie bei Verstopfung und Durchfall zum Einsatz kommen können. Die gegessenen Samen gelangen unverdaut in den Dickdarm und quellen dort auf, wenn im Falle der Verstopfung eine reichliche Flüssigkeitszufuhr (1,5 - 2 Liter) erfolgt. Das ändert die Druckverhältnisse im Darm, die Darmwand dehnt sich, die Ausscheidung wird angeregt. Wird zu wenig getrunken, können Blähungen die Folge sein und die Verstopfung verschlimmert sich. Im Falle des Durchfalls entziehen die Samen beim Quellen dem Stuhl Flüssigkeit und verfestigen den Darminhalt. Außerdem bindet der entstandene Schleim Darmgifte, die ausgeschieden werden können.

## Leinsamen-Kur bei Verstopfung:

Täglich 2 – 3 mal 1 – 2 Esslöffel frisch gequetschte Leinsamen einnehmen und dazu jeweils mindestens 1 – 2 Gläser lauwarmes Wasser trinken.

## Leinsamen-Tee:

Für Leinsamen-Tee werden 2 gehäufte Teelöffel mit 1 Liter kaltem Wasser übergossen und 30 Minuten unter gelegentlichem Rühren stehen gelassen. Nach dem Abgießen wird die Flüssigkeit auf Trinktemperatur erwärmt.
Dieser Tee findet Anwendung sowohl zum Gurgeln bei entzündetem Zahnfleisch und Halsschmerzen als auch zum Trinken bei Sodbrennen, Reizhusten, Heiserkeit und Magenschleimhautentzündungen. Geschmacklich kann Leinsamen-Tee durch Zusatz von Honig und Zitronensaft verbessert werden. Weiterhin wirkt er entspannend als Einlauf bei Darmkrämpfen und Menstruationsbeschwerden. Selbst als Haarspülung bei sprödem und strapaziertem Haar findet dieser Tee Verwendung.

**Rezept-Tipp**

### Leinsamen-Apfel-Tee

1 gehäufter EL Leinsamen
2 kleine Äpfel

Leinsamen in einen Liter kaltes Wasser geben, aufkochen, Äpfel (ganz) hinzufügen und 10 Minuten kochen lassen. Alles durch ein Sieb gießen und warm trinken.

Die altindischen Heilkundigen empfahlen zur Linderung und Lösung von Atembeschwerden und Bronchialerkrankungen neben Gelbwurz, Datteln und Zwiebelsaft mit Honig auch den Leinsamen. Denn er besitzt das Vermögen, im Darm Gifte zu binden und deren Ausscheidung anzuregen.

Rezept-Tipp

## Leinsamenbrötchen

| | |
|---|---|
| 150 g Magerquark | 250 g Weizenmehl Type 405 |
| 200 - 250 ml Wasser | 250 g Weizenvollkornmehl |
| 50 g Leinsamen | 1 Würfel Hefe |
| 1 EL Sonnenblumenöl | 1/2 TL Zucker |
| 1 TL Salz | Leinsamen zum Bestreuen |

Den Quark abtropfen lassen und 100 g abwiegen. 100 ml Wasser kochen, die Leinsamen damit übergießen und 5 Minuten zugedeckt quellen lassen. Öl, Salz und Mehl in eine Schüssel geben. Im restlichen lauwarmen Wasser Hefe und Zucker auflösen. Quark und Leinsamen in die Schüssel geben und alles zu einem lockeren Teig verkneten. Zugedeckt an einem warmen Ort gehen lassen, bis er sich verdoppelt hat. Teig nochmals kneten und 16 Brötchen daraus formen und auf Backbleche setzen. Mit Wasser bepinseln und mit Leinsamen bestreuen. Nochmals 15 Minuten gehen lassen. Dann die Brötchen bei 200 °C 25 - 30 Minuten backen, bis sie mittelbraun sind.

## Äußerliche Anwendungen:

Die Leinsamenanwendungen sind ausgesprochene Wärmebehandlungen, bei denen durch die feuchte Wärme die Durchblutung der Haut verbessert wird. Es gelangen mehr Nährstoffe, Sauerstoff und Abwehrstoffe zu den Zellen. Diese wiederum regen den Stoffwechsel an und können Gifte besser abbauen. Dabei betrifft die erhöhte Durchblutung nicht nur das sich unter der Auflage befindliche Hautgebiet, sondern sie wirkt sich auch über nervös-reflektorische Wege auf innere Organe aus.

Die Leinsamen geben milde Wärme ab, machen die Haut geschmeidig und wirken aufweichend. Bei Eiterungen bewirken sie den Abfluss des Eiters.

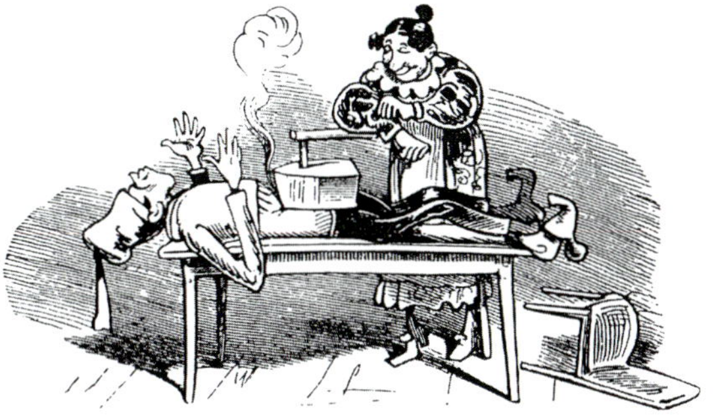

*»Hoch ist hier Frau Böck zu preisen! Denn ein heißes Bügeleisen, auf den kalten Leib gebracht, Hat es wieder gut gemacht.«*
*Wilhelm Busch*

Als Breikompresse oder im Leinensäckchen werden die ganzen, geschroteten oder gemahlenen Samen aufgelegt.

Bei folgenden Beschwerden ist ein Versuch eventuell in Absprache mit einem Arzt oder Heilpraktiker sinnvoll:

- Schnupfen, Stirn- und Kieferhöhlenentzündung (hier als Nasen- und Stirnkompresse)
- Husten, Bronchitis (Brustwickel)
- Schmerzen, Rheuma
- Lebererkrankung, Nieren- und Blasenleiden (Organauflage)
- Gerstenkorn (Augenauflage)
- Oberflächliche Furunkel und juckende Ekzeme der Haut (hier auch kalt möglich)

## Zubereitung:

- »Leinensäckchen«: ca. 50 g gequetschten Leinsamen in ein entsprechend großes Leinensäckchen geben und 10 Minuten in heißes Wasser hängen. Die Auflage erfolgt so warm wie möglich.
- Breikompresse: ca. 300 g Leinsamen in knapp 600 ml Wasser auf kleiner Flamme zum Kochen bringen, dann den Brei fingerdick auf die Mitte eines Leinen- oder Baumwolltuches streichen, Ränder umschlagen und das Päckchen mit der Unterseite (nur eine Stofflage) und ebenfalls so warm wie möglich auf die schmerzhafte Stelle legen. Nach Abkühlung der Kompresse kann die Auflage wiederholt werden, denn sie wirkt nur, solange sie warm ist. Gleichzeitig sollte viel getrunken werden.

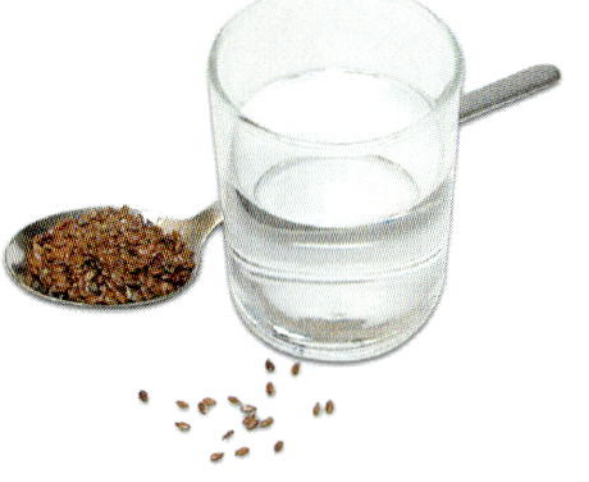

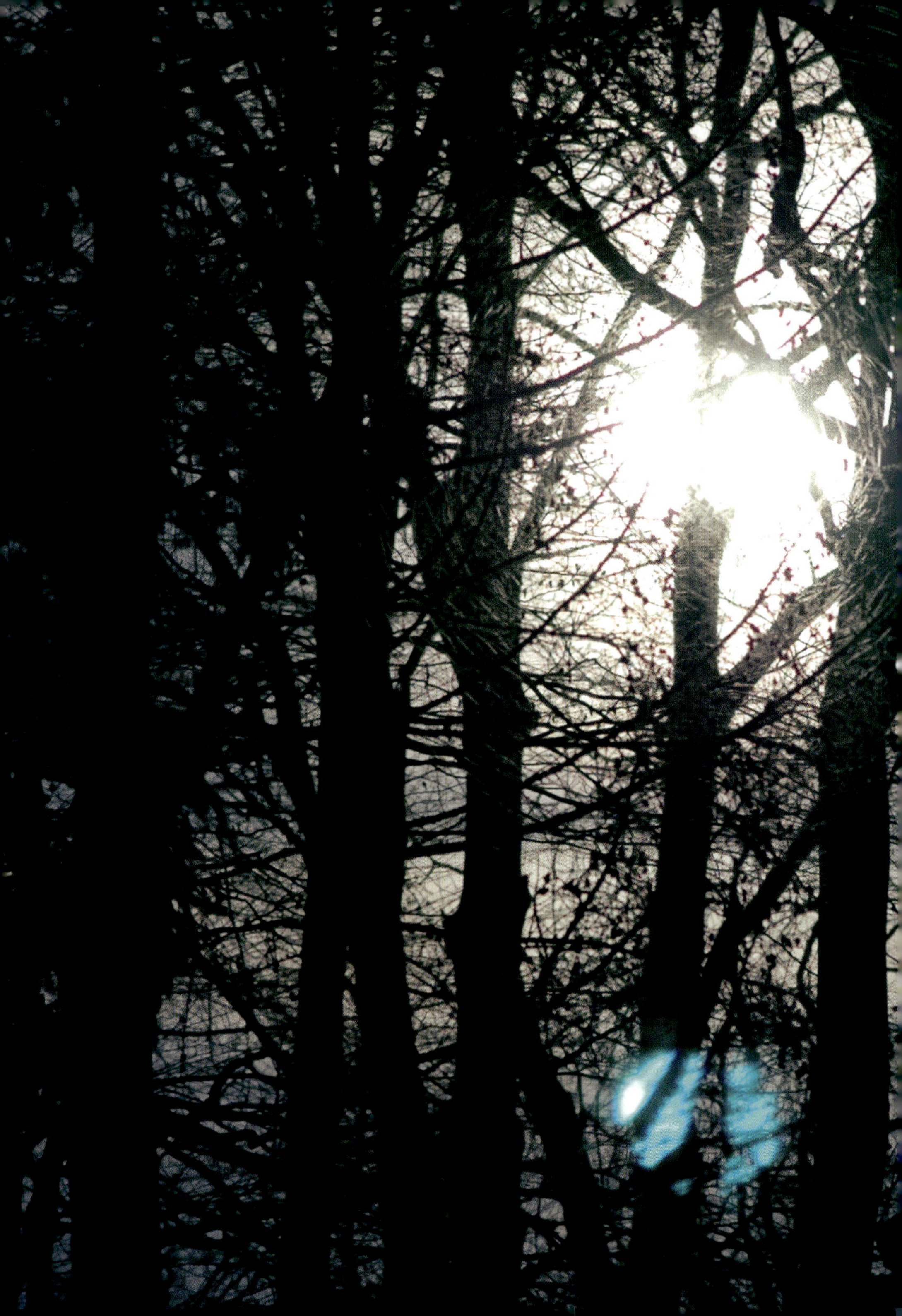

# Leinen – Gewebtes Mondlicht

Flehend antwortete der Hirt: »Gib mir, erhabene Göttin, die lieblichen blauen Blumen, die deine Hand umschließen; ein anderes Gut begehre ich nicht.« »Du hast das Köstlichste dir erwählt«, antwortete Hulda, die herrliche Göttin, sich gnädig zu ihm neigend. »Nimm hin diese Blumen, sie seien dir und den Menschen ein Segen für alle Zeit.«

aus Viktor Blüthgen
»Das Märchen vom Flachs«

## Alter Flachs – neu durchgehechelt

Seit vielen Jahrhunderten ist die Leinenfaser dafür bekannt, besonders fest und haltbar zu sein. Sie besteht fast vollständig aus Zellulose. Die angenehmen Trageeigenschaften des Leinens verhalfen dieser Faser in den letzten Jahren zu neuer Beliebtheit. So fühlt sich Leinen gerade in der heißen Jahreszeit frisch und kühlend auf der Haut an, da die Fasern Feuchtigkeit aufnehmen und überschüssige Körperwärme an die Umgebung abgeben.

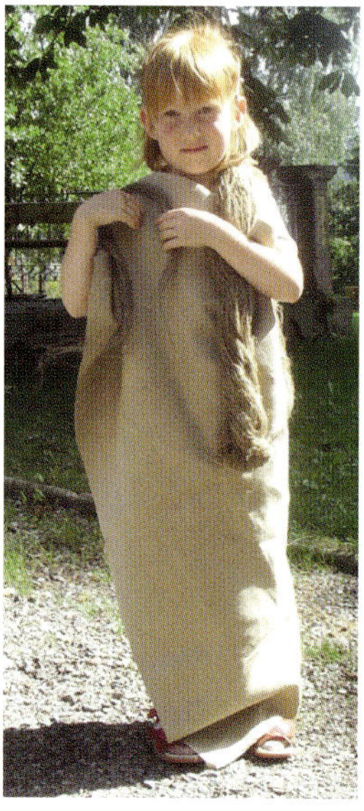

*Esther zeigt gesponnenen Flachs und grobes Leinen.*

Auch der allseits bekannte Pfarrer Sebastian Kneipp lobt die Zeit, da es als Unterkleidung nur Hemden und Hosen aus grober Leinwand gab. Sie waren so weit, dass sie beim Anziehen der Oberkleidung mehrere Falten bildeten und damit die Wärme speicherten und gleichzeitig beim Schwitzen nicht an der Haut klebten und dadurch Kälte und Unbehaglichkeit verursachten. Leinene Hemden trockneten schnell und verschmutzten weniger. Gleichzeitig bewirkte die raue Leinenstruktur, denn es handelte sich ja um grobes Leinen, eine Bürstung der Haut mit durchblutungsförderndem, entgiftendem und abhärtendem Effekt. So fand Kneipp, wie er ausdrücklich bemerkte, auch keine Rheumatiker unter den Leuten, die grobe leinene Unterkleider trugen.

»Glaubt mir: Der Herrgott hat in seinen Naturgesetzen gut gesorgt – wenn der Mensch nur danach lebt!«
Pfarrer Sebastian Kneipp
(1821 – 1897)

Doch gerade die uns heute aufwändig scheinende Herstellung des Leinens hat wohl mit dazu beigetragen, dass in Deutschland kaum noch Flachsfelder zu finden sind.
Früher hatte fast jeder bäuerliche Hof zur Eigenversorgung Flachs angebaut. Und eine Braut setzte ihre Ehre darein, ihre Spinn- und Nähfertigkeiten am Hochzeitshemd des Bräutigams zu beweisen. Konkurrierte sie doch dabei oft mit der Schwiegermutter, welche das Sterbehemd für ihren Sohn fertigte. Dieses wurde neben den anderen Geschenken zur Hochzeit mit ausgestellt, so dass die weiblichen Hochzeitsgäste ihr Urteil fällen konnten.

## Christine Stoll,
## geprüfte Wohn- und Umweltberaterin

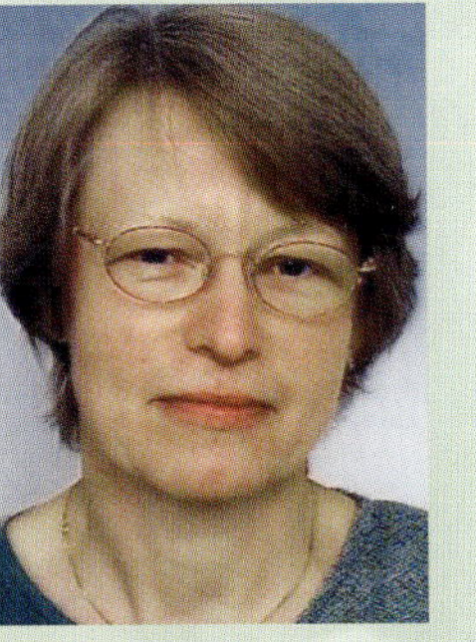

»Im Mittelalter war der Leinfaseranbau in Deutschland weit verbreitet, heute sind es nur noch 2 % des Weltfaseraufkommens. Vor allem die Naturbekleidungsbranche, aber auch traditionelle Trachten- und Landhausmode nutzen die Leinenstoffe. Die Haltbarkeit der Faser wird von keiner anderen Naturfaser erreicht. Heute ist man in der Lage, Leinen auch hauchdünn oder als Jersey zu verarbeiten.
Die Stoffe sind dann weicher und pflegeleichter. Und die Vorteile auf der Haut beim Tragen dieser Kleidungsstücke wissen wohl nicht nur Personen mit Hauterkrankungen zu schätzen:
- Leinen fühlt sich angenehm glatt an.
- Leinen kann 17 % des Eigengewichtes an Feuchtigkeit aufnehmen ohne sich feucht anzufühlen.
- Die Luftdurchlässigkeit ist hoch.
- Leinen lässt sich problemlos kochen und heiß bügeln.
- Leinen fühlt sich kühl an, eine ideale Bekleidung für warme Sommertage.«

## Vom »Leiden« des Flachses

Durch 72 Hände geht der Flachs, bis er als Hemd getragen wird. Geduld und Fleiß heißen dabei die Zauberworte. Der Flachs beanspruchte die Bauern das ganze Jahr.
Nach der Feldarbeit von Frühjahr bis Spätsommer (Aussaat, Jäten, Raufen = Ernten) wurden die Pflanzen getrocknet und anschließend geriffelt. Dabei streifte der Riffelkamm die Kapseln mit den Leinsamen vom Stängel. Die Kapseln konnten wie Getreide ausgedroschen werden. Das Flachsstroh wiederum wurde zur Röste gebündelt.Um an die gewünschten Flachsfasern zwischen Rinde und

*Auf einen Blick:
Der Weg vom Samen
zum Tuch erfordert
über ein Jahr lang die
unterschiedlichsten
Arbeiten.*

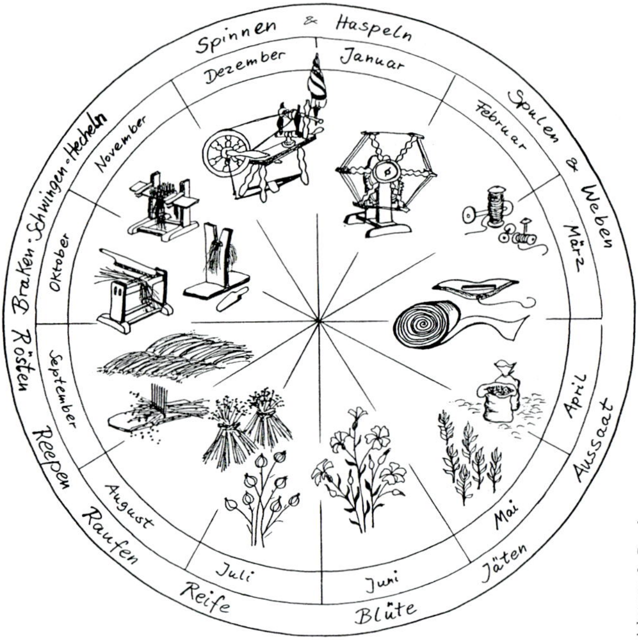


*Zeichnung: L. Drexler*

hölzernem Kern zu kommen, lösten in einem Fäulnisprozess (Röste) Wasser oder Taufeuchtigkeit den Pflanzenleim auf.

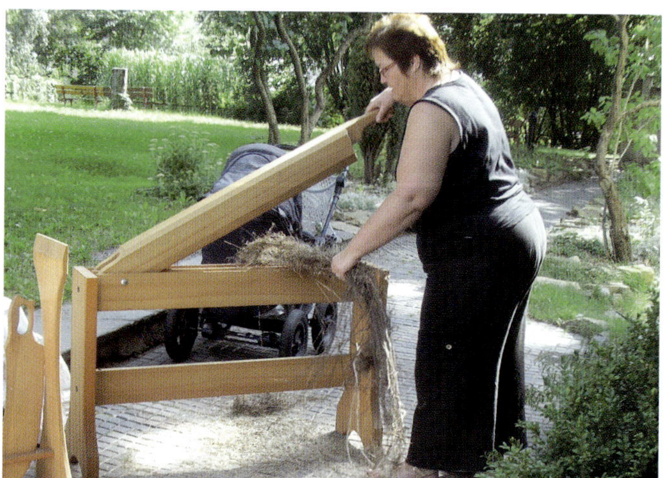

*Frau Elke Richter
vom Kinderbauerngut
»Lindenhof«
in Langenstriegis
demonstriert das
Brechen der Stängel
in der
Brakvorrichtung.*

*Links im Bild steht
ein Schwingmesser.*

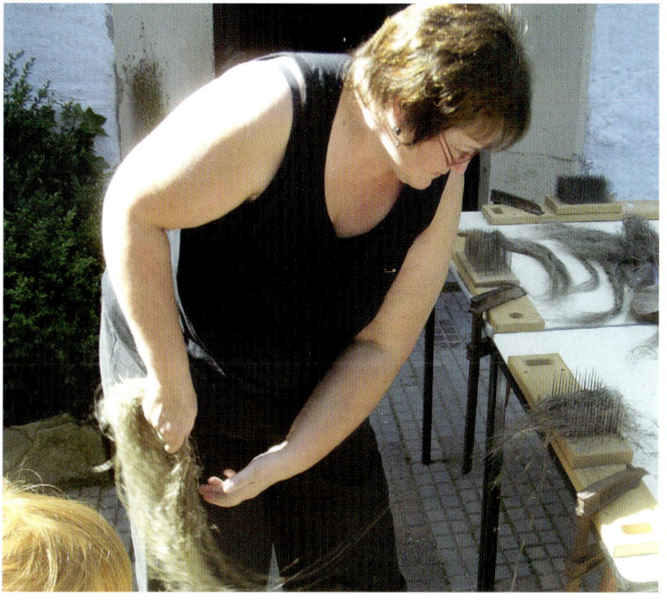

*An verschiedenen Hecheln zeigt Frau Elke Richter, wie die langen Flachsfasern für das Spinnen vorbereitet werden.*

Nach dem Trocknen klopften die Bauern die Strohbündel per hölzernem Handklopfer oder Wasserkraftmühle, um alle nicht brauchbaren Anteile zu entfernen. Diesem folgte nach einem neuerlichen Trocknen diesmal im Ofen das Brechen der Stängel in der Brakvorrichtung.

Aber noch immer waren die Flachsfasern nicht von allen Holzteilchen, den Schäben, befreit. Mit dem Schwingmesser wurden die Flachsbündel in Faserrichtung ausgestrichen. Diese körperlich sehr anstrengende Arbeit erleichterten später von Zugtieren getriebene Schwingmaschinen.

Der letzte Schritt der Faserreinigung war das Hecheln. Die Stängel mussten aufgefasert werden. Dazu dienten mehrere »Drahtbürsten«, die Hecheln, alle mit unterschiedlich dicht stehenden Nägeln bestückt. Durch diese wurden die Bündel von verschiedenen Seiten gezogen, so dass nur die langen, weichen Fasern übrig blieben. Mittels Kraft, Geschick und Sorgfalt erhielten die Frauen schön parallel liegende Fasern, die zum Spinnen gut geeignet waren.

*Wenn auch die Spinnstuben nicht mehr existieren, erfreut sich das Spinnen wieder gößerer Beliebtheit.*

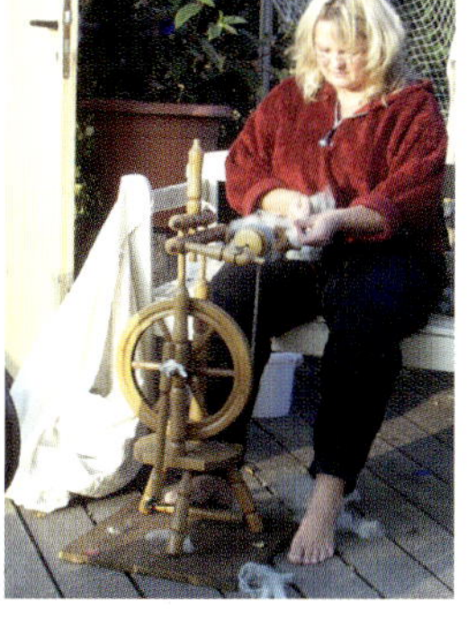

Das Spinnen war immer eine Sache der Frauen und Mädchen, bei der es keine Standesunterschiede gab. Die Königin spann genauso wie die einfache Magd ihre Fäden, und das in Asien, Afrika, erst in Süd-, später dann Nordamerika und natürlich in Europa. Der Einsatz des Spinnrades selbst war Mitteleuropa vorbehalten. In der restlichen Welt wurde nur mit der Spindel gesponnen. Dabei gibt die Spinnerin der Spindel wie einem Kreisel einen Drall und führt mit viel Geschick die Fasern zu einem Faden zusammen. Die Arbeit mit dem Spinnrad ist etwa zehnmal ergiebiger als mit der Spindel, weshalb in Indien unter Mahatma Gandhi der Übergang von der Spindel zum Spinnrad erfolgte. Um jedoch stärkeres Garn, den Zwirn, zu erhalten, wurden zwei oder drei Spulen zusammen verdrillt.

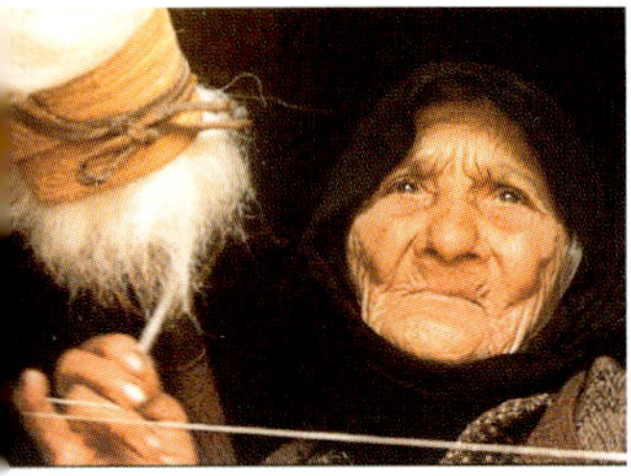

*Das Spinnen wurde von alters her als zutiefst weibliche Tätigkeit angesehen, was sich auch in dem Bauernkriegsspruch: »Als Adam grub und Eva spann, wo war denn da der Edelmann« widerspiegelt.*

»Am Rocken spinnen die Mütter,
am laufenden Rade die Töchter,
und ihren Fleiß belebt ein ungekünstelt frohes Lied«

(aus »Die Jahreszeiten« von Joseph Haydn. Vierter Teil- Der Winter)

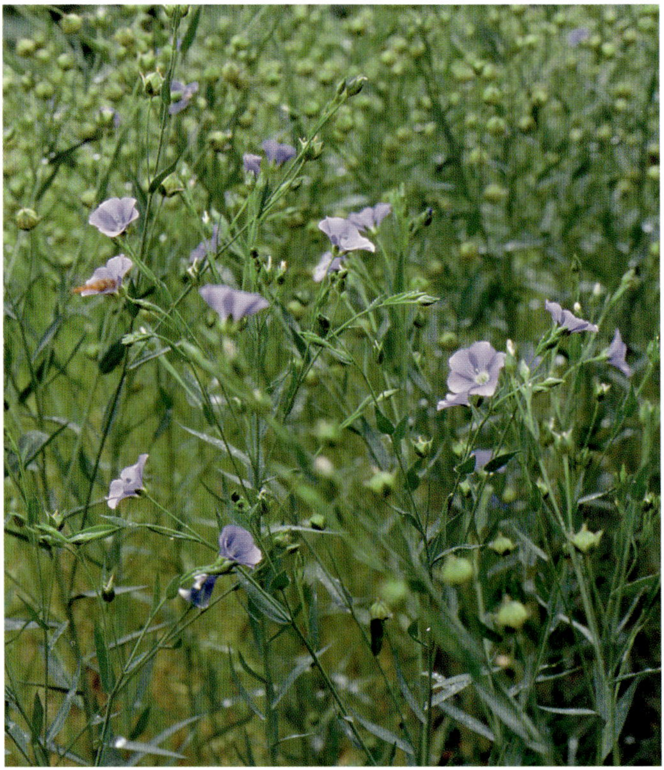

*Foto: Ellen Franz*

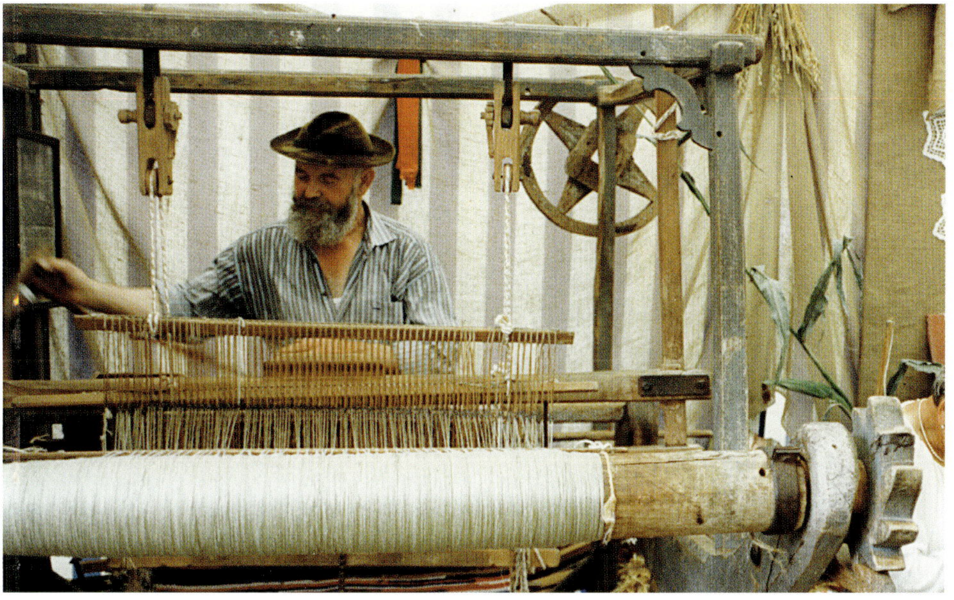

*Zeno Algasinger aus Burgrain demonstriert an seinem historischen Holzwebstuhl, wie aus Garn Tuch gewebt wird.*

Dem Spinnen folgte das Haspeln, wodurch das Garn in Stränge gewickelt wurde. Da die gesponnenen Garne eine hohe Zugfestigkeit aufweisen, werden nicht nur Leinenstoffe daraus gewebt, sondern auch Fischernetze, Schnürbänder und Seile gefertigt.

Doch auch mit dem Weben hatte das »Leiden« des Flachses kein Ende. Das Leinen wurde in spezieller Seifenlauge gereinigt und anschließend geblichen. Weit verbreitet war außerdem das Blaufärben des Stoffes mit Indigo, dem einheimischen Färberwaid. War doch blaugefärbtes Tuch eine unempfindliche Arbeitskleidung. Auch mittels Blaudruck gemusterte Stoffe erfreuten sich für Trachten und Haustextilien immer größerer Beliebtheit. Dabei erlebten die Färbergesellen ihr »blaues Wunder«, weil die Tücher mehrmals in einen gelb-grünen Farbsud getaucht und anschließend auf die Leine gehängt wurden. Die blaue Farbe konnte sich erst unter Einwirkung des Luftsauerstoffes entwickeln.

## Zum Ausklang...

Aus den kleinen braunen Samenkörnchen wurden zarte blaue Blumen. Und aus den blauen Blumen wurde durch viel Fleiß weißes Leinen. Dies wurde dann Wäsche und nach langen Jahren zerfiel der Stoff in Fetzen. Doch das war nicht das Ende, weißes Papier wurde daraus gekocht. Und irgendwann war auch dieses Papier zu alt; und so kam es, dass es auf dem Feuer lag.

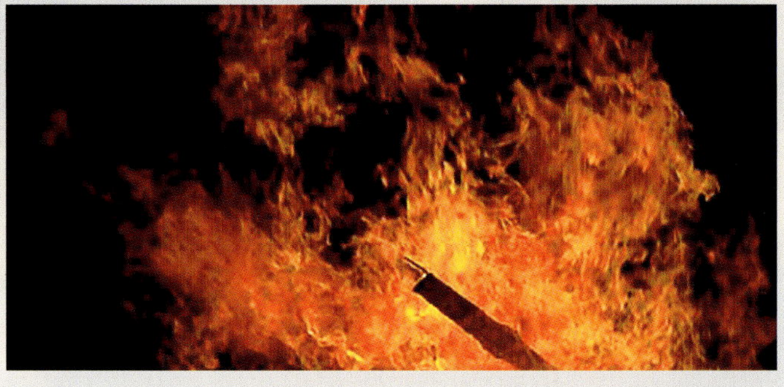

*Foto: T. Günther*

»Uh, sagte es, und gleichzeitig war da alles eine Flamme; die ging höher, als der Flachs je seine kleine, blaue Blume hatte erheben können, und glänzte, wie die weiße Leinwand nie hatte glänzen können. ... Nun gehe ich gerade zur Sonne hinauf! Sprach es in der Flamme, und es war als ob tausend Stimmen das mit einem Munde sagten. – Feiner als die Flammen, dem menschlichen Auge ganz unsichtbar, schwebten kleine Wesen, an Zahl den Blumen, die der Flachs getragen hatte, gleich. Sie waren noch leichter als die Flamme, die sie führte, und als diese erlosch..., tanzten sie noch einmal darüber hin. ... Und die kleinen Wesen sagten alle: Das Lied ist nie aus, das ist das allerschönste von allem!«
(aus »Der Flachs« von Hans Christian Andersen)

Wohl dem, der die »Weisheit des Flachses« in sich aufgenommen hat und dem sie am Ende seines Lebens zur Gewissheit wurde.

# Literaturverzeichnis

Drexler, L.: Flachs und Leinen im Jahreslauf, Verlag Heimatverein Greven, 1982

Fasse, M.: Rund um Flachs und Leinen, Verlag Aschendorff, Münster, 2003

Förster, G.: Linoleum, Verlag Moderne Industrie, Landsberg/Lech, 1995

Heeger, E.F.: Handbuch des Arznei- und Gewürzpflanzenanbaues, VEB Dt. Landwirtschaftsverlag, Berlin, 1989

Hell, C.: Die Öl – Eiweißkost nach Dr. Budwig, aus »Natur und Heilen« 5/2004, S. 18 - 24

Ludwig, O.: Im Thüringer Kräutergarten, Greifenverlag, Rudolstadt, 1982

Mayer, J.G., Uehleke, B., Saum, K.: Handbuch der Klosterheilkunde, Verlag Zabert Sandmann, München, 2003

Pahlow, M.: Meine Hausmittel, Gräfe und Unzer GmbH, München, 1983

Reader`s Digest: Großmutters Hausmittel neu entdeckt, Verlag Das Beste GmbH, Stuttgart, Zürich, Wien, 2001

Reger, K.H.: Hildegard Medizin, Wilhelm Goldmann Verlag, München, 1993

Roemer, T., Scheibe, A., Schmidt, J., Woermann, E.: Handbuch der Landwirtschaft Bd. 2, Paul Parey Verlag für Landwirtschaft, Veterinärmedizin, Gartenbau und Forstwesen, Berlin und Hamburg, 1953

Schmiedel, V.: Naturheilkundlicher Newsletter der Habichtwald-Klinik Kassel, Mai und Juni 2003

Thomas, C.: Keine Angst vor Fetten – Teil 1, aus »naturel« April 2005, S. 22 - 24

Thomas, C.: Leinöl und Bienenwachs – Hautschutz auf das Wesentliche konzentriert, aus »naturel« April 2004, S. 7

Thüler, M.: Wohltuende Wickel, Maja Thüler Verlag, Worb (CH), 2003

Tümpel, A.: Das Buch vom Flachs, Verlag Stadt Goch, 1987

Vogel, A.: Der kleine Doktor, Wilhelm Heyne Verlag, München, 1994

Zohary, M.: Pflanzen der Bibel, Calwer Verlag, Stuttgart, 1995

Stand März 2006
Änderungen und
Irrtümer vorbehalten

# Impressum

**Autor:**
Dipl.-Ing. Heilpraktikerin Anke Herrmann

**Redaktion:**
Dipl.-Ing. Heilpraktikerin Anke Herrmann
Dipl.-Ing. (FH) Maria Vogel
Dr. Christoph Grunert

**Design und Gestaltung:**
Gisela & Walter Hämmerle
Atelier für Gestaltung
84424 Isen
info@atelier-haemmerle.de

**Herausgeber:**
Verein zur Förderung der naturgemäßen Heilweise
nach Theophrastus Bombastus von Hohenheim,
genannt Paracelsus e.V. (NHV Theophrastus)
Sitz München
www.nhv-theophrastus.de

**Organisationsbüro des NHV Theophrastus**
Bayreuther Str. 12
09130 Chemnitz
orgbuero@nhv-theophrastus.de
Tel. (0371) 666 58 12    Fax (0371) 666 58 13

**Redaktionsleitung (v.i.S.d.P.):**
Torsten Bönnhoff

01-06-0150